Dr. Günter Harnisch

Cystus
Gesundheit und Schönheit
aus der griechischen Wildpflanze

Dr. Günter Harnisch

CYSTUS

Gesundheit und Schönheit
aus der griechischen Wildpflanze

- Wirksame Hilfe bei Neurodermitis, Akne, Candida, Magen-Darm-Erkrankungen, Virusinfekte

- Entgiftung, Zellschutz

- Straffe Haut, Jugendlichkeit bis ins hohe Alter

Turm Verlag

Cystus:
Bislang erfolgreichstes Mittel gegen Vogelgrippe

Nach neuesten Erkenntnissen der Bundesforschungs-
anstalt für Viruserkrankungen, der Universität Münster
und der Berliner Universitätsklinik Charité zeigt Cystus
sehr gute Wirkung gegen das Vogelgrippe-Virus H5N1.
„Mir ist derzeit kein Wirkstoff bekannt, der einen besse-
ren Schutz vor der Vogelgrippe verspricht", so Professor
Stephan Ludwig von der Universität Münster (Westf.
Nachrichten vom 24.10.2005).

ISBN 3-7999-0265-1

2. Auflage 2006

Copyright © 2000 by Turm Verlag, D-74321 Bietigheim

Alle Rechte vorbehalten, auch die des auszugsweisen Nachdrucks, der foto-
mechanischen Wiedergabe und der Einspeicherung in elektronischen Systemen.

Printed in Germany

Dieses Buch wurde in der neuen Rechtschreibung verfasst.

Druck: Druck- und Verlagsgesellschaft Bietigheim mbH, 74321 Bietigheim.

Inhalt

Fehlt es einem an Gesundheit, so kann sich auch die Weisheit nicht offenbaren, die Kunst kann nicht erblühen, die Stärke kann sich nicht entfalten, Reichtümer sind nutzlos und die Vernunft ist machtlos.

Herophilos, griechischer Arzt, um 335 vor Chr.

Cystus: Pflanze Europas 1999

An einem Frühlingstag des Jahres 1999 traf eine Hand voll deutscher Wissenschaftler auf der griechischen Halbinsel Chalkidike ein. Ihr Ziel war nicht wie bei den meisten Touristen der Besuch des Mönchberges Athos. Vielmehr kamen sie hierher, um eine Pflanze zu ehren: Cystus heißt sie, auch Cistrose wird sie genannt. Ihr voller lateinischer Name ist: Cistus incanus ssp. tauricus. Auf Deutsch bezeichnete sie der Kräutergelehrte Tabernaemontanus in seinem berühmten Kräuterhandbuch vor ein paar hundert Jahren fast zärtlich als das Ciströslein.

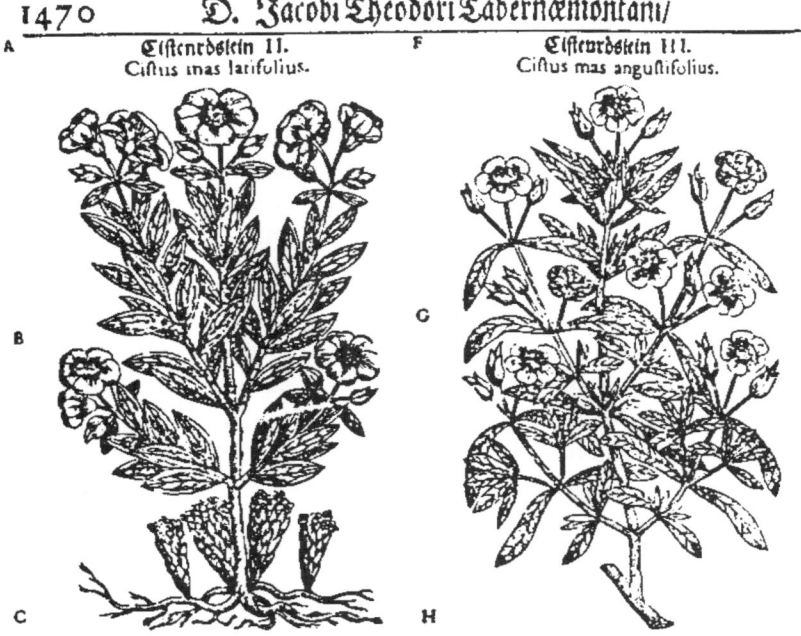

Die Cistrose in dem Jahrhunderte alten Handbuch des Kräutergelehrten Tabernaemontanus

9

Als Heilpflanzenexperte wusste Tabernaemontanus um die starke Heilkraft dieser eher unauffälligen Pflanze. Doch sein Wissen geriet bei uns in Vergessenheit. Die Heilmittel der Chemie schienen wichtiger zu sein – bis ihre Nebenwirkungen unübersehbar ins Blickfeld traten und Umkehr signalisierten.

Zurück zu den Heilmitteln der Natur war auch das Anliegen der Expertengruppe aus Deutschland auf ihrer Reise nach Griechenland. Ihre Mitglieder gehören der wissenschaftlichen Institution Herba Historica an, die sich aus Biologen, Naturmedizinern, Medizinhistorikern und Vertretern der Grundlagenforschung an der Universität Würzburg zusammensetzt. Sie alle kamen im Mai des letzten Jahres im 20. Jahrhundert nach Griechenland, um ausgerechnet die Cistrose zu ehren, indem sie sie zur „Pflanze Europas 1999" ernannten. „Wir sind von dem großen Potenzial des Wildkrautes überzeugt und wollen mit der Auszeichnung zur Pflanze Europas ein deutliches Signal setzen", begründet Dr. Thomas Richter als Vorstandsmitglied der Wissenschaftsgesellschaft HERBA HISTORICA die Entscheidung der Experten für das Cystus-Teekraut. Sein Anliegen ist es, Brücken zu schlagen zwischen Vergangenheit und Gegenwart in der Medizin. „Heilkundige der Vergangenheit wussten sehr genau, welche Kräuter und Pflanzen bei welchen Krankheiten am besten wirken", so der Medizinhistoriker Richter. Diesen gewachsenen Erfahrungsschatz mit wissenschaftlicher Forschung zu untermauern und voranzutreiben ist sein Anliegen und zugleich vordringliche Aufgabe der modernen Medizin im 21. Jahrhundert. Als beispielhaft für diese Entwicklung gilt Cystus, die „Pflanze Europas 1999". Dass man sie ausgerechnet im letzten Jahr des 20. Jahrhunderts ehrte, ist vielleicht kein Zufall: Sie wird mit ihrer Heilkraft in das neue Jahrtausend hinüberreichen, den Weg weisen zu einer Medizin der Zukunft.

Warum die Menschen auf der griechischen Halbinsel Chalkidike besonders alt werden

Auffallend ist in der Tat: Die Menschen auf der griechischen Halbinsel Chalkidike erreichen durchweg ein sehr hohes Alter, wenn sie zuvor nicht einem Autounfall zum Opfer fallen (man fährt dort südländisch temperamentvoll). Forscher haben nach den Ursachen gesucht: Liegt es an der Bodenbeschaffenheit? Ist sie besonders günstig für die Gesundheit der Menschen, die dort wohnen? Oder lässt sich die ungewöhnlich hohe durchschnittliche Lebenserwartung auf die Lebensweise der Einheimischen mit ihrer einfachen Ernährung und mit weit weniger Stress als bei uns üblich zurückführen? Ganz sicher fühlen sich die Menschen auf Chalkidike längst nicht in der Weise vom Immer Mehr und Immer Schneller gepeitscht, das uns in den westlichen Industrienationen voran treibt. Und sicher ist auch: Die Mönche in Griechenland ebenso wie bei uns in Deutschland wussten seit alter Zeit, welche Orte günstig waren, sich anzusiedeln und mit ihren Kirchen und Klöstern Orte der Kraft zu errichten.[1] Doch am wahrscheinlichsten, die Langlebigkeit der Einheimischen auf Chalkidike zu erklären, ist deren Gewohnheit, Cystus-Tee zu trinken. Die Menschen dort trinken ihn so, wie die Chinesen und inzwischen auch wir schwarzen Tee trinken: zum Frühstück, am Nachmittag, nach Feierabend, zum Durstlöschen, zur Entspannung, um die Geselligkeit zu pflegen, die Gesundheit zu erhalten und aus vielen anderen Gründen mehr.

---

[1] Näheres darüber, was Orte der Kraft sind, wie sie sich nutzen und selbst gestalten lassen, finden Sie in dem Buch: Günter Harnisch, Orte der Kraft entdecken und selbst gestalten, Kösel Verlag, München 1999.

Wenn dir schon kein anderer hilft,
so hilf dir wenigstens selbst

Dieses Buch versteht sich als Beitrag zur Selbsthilfe. Es will seinen Leserinnen und Lesern helfen, selbst ihren Weg zu mehr Gesundheit und damit zu mehr Lebensglück zu finden. Denn wer auf diesem Weg Hilfen durch die Schulmedizin erhofft, der hofft meist vergebens.

Ohne Zweifel hat die Schulmedizin große Erfolge aufzuweisen. Die moderne Unfallchirurgie ist aus unserem Leben nicht mehr hinweg zu denken. Und wer möchte schon auf einen Herzschrittmacher verzichten, auf den er angewiesen ist, um ein normales Leben führen zu können. Doch auf dem großen Gebiet der Gesundheitsvorsorge und der Erhaltung unserer Gesundheit hat die Schulmedizin der westlichen Länder wenig zu bieten – im Gegensatz beispielsweise zur traditionellen chinesischen Medizin. Ihr lag die vorbeugende Gesundheitspflege seit jeher besonders am Herzen. Und es hat Zeiten gegeben, in denen chinesische Ärzte ihr Honorar nur bekamen, solange es ihnen gelang, ihre Patienten gesund zu erhalten.

In unserer westlichen Gesellschaft produziert die Schulmedizin eher ständig neue Krankheiten bei ihren Patientinnen und Patienten, anstatt die bereits eingetretenen zu heilen. Experten schätzen, dass bei uns etwa jede dritte bis fünfte Krankheit von den Ärzten erst erzeugt wird (iatrogene Krankheiten), etwa nach dem Motto: „Ihr Rheuma haben wir jetzt voll im Griff, nur sind inzwischen Ihre Leberwerte viel zu hoch. Aber dagegen verschreibe ich Ihnen ein wirksames Mittel." Als Nächste versagen dann die Nieren ihren Dienst. Aber dagegen gibt's ja die Dialyse ...

Dieses Beispiel klingt übertrieben. Aber es ist lebensecht. In solcher oder ähnlicher Weise vollziehen sich heute häufig Behandlungen nach den Regeln der schulmedizinischen Kunst. Wer auf der Strecke bleibt, ist der Patient. Doch die Wartezimmer der Ärzte sind voll. Und die Behandlungskosten verschlingen Unsummen, allen Kosten dämpfenden Maßnahmen der chronisch kranken „Gesundheitsreformen" zum Trotz.

Naturheilmethoden, uralte, wieder entdeckte, neu entwickelte, pflanzlich, technisch oder manuell orientierte – sie alle bieten sich als Ausweg aus dem Dilemma an. Immer mehr Patientinnen und Patienten fordern alternative Heilwege ein. Sie sind nicht länger bereit, das Gift der Pharmazie zu schlucken. Die professionellen Heilerinnen und Heiler beginnen, sich den neuen Anforderungen zu stellen, manche zähneknirschend noch, andere aus wachsender innerer Überzeugung.

Zurück zur Natur
Die Pharmaindustrie besinnt sich auf ihre Wurzeln. Im Dschungel, in Wüsten, aber auch auf heimischen Wiesen suchen Forscher nach Blüten, Blättern und Hölzern, um neue Medikamente gegen Krankheiten wie Aids oder Krebs zu entwickeln. (Stern, 43/1993)

Wann besinnen wir selbst uns endlich auf unsere Wurzeln?

Nicht allein die Pharmaindustrie findet den Weg zurück zur Natur. Eine neues Berufsbild zeichnet sich selbst für Apotheker ab: der „Pharma-Scout" – wie ihn die renommierte deutsche Wochenzeitschrift „DIE ZEIT" nannte.[2] Er versteht sich nicht länger als akademisch ausgebildeter Pillenverkäufer. Der Pharma-Pfadfinder sucht im Auftrag der Arzneimittelfirmen nach Wirkstoffen in Arzneipflanzen. Er arbeitet nicht unbedingt in Labors. Weit mehr geht es ihm um das weltweite Verständnis von Naturvölkern, die Pflanzen als Arzneimittel verwenden. Viel Wissen liegt aber auch in unserer Kultur verborgen, in den alten Kräuterhandbüchern, vergilbt und von der Vergessenheit bedroht. Hier wird selbst für Pharma-Scouts künftiger Generationen noch eine Menge zu tun bleiben.

---

2 Die Zeit vom 16.09.1999.

Warum gibt es nicht schon längst mehr Naturheilmittel, wenn die Menschen doch die Nase voll haben vom Kurieren mit Chemie? – Die Hinderungsgründe sind vielfältig: Heilpflanzen kann man nicht patentieren lassen. Man kann sie nicht in Lizenz vergeben. Es ist nicht möglich, sie frisch zu verkaufen. Und mit Säften oder Auszügen oder trockenen Pillen daraus ließ sich lange Zeit kaum Geld verdienen. Die Nachfrage war zu gering. Denn die Menschen glaubten an die Chemie. Als schnellen Heilbringer hatten die Ärzte sie ihnen angedient. Erst jetzt zeigt sich, wohin sie uns gebracht hat. Und jetzt schreien alle nach einer sanfteren Medizin.

Dieses Buch will Alternativen aufzeigen, wie wir die gewaltige Heilkraft aus der Natur nutzen können. Die Natur bietet sie uns noch immer an, obwohl wir sie fortgesetzt misshandeln. Wir können unser Leben nur in Einklang *mit* der Natur sinnvoll gestalten und nicht *gegen* sie. Den Naturvölkern gilt dies seit jeher als oberstes Gesetz. Es ist an der Zeit, dass wir uns wieder daran erinnern. Und vielleicht haben die radikalen Gesundheitsapostel ja nicht einmal so Unrecht, wenn sie zu dem Ergebnis kommen: Es gibt im Grunde keine Heilmittel! Kein Weg führt daran vorbei, zu einer natürlichen und gesunden Lebensweise überzugehen, wenn wir fit und frei von Krankheiten leben wollen.

> Leb natürlich, sei geduldig und verjag die Ärzte!
> Jean-Jacques Rousseau, französischer Schriftsteller und Philosoph (1712-1778)

Das große Feld der Gesundheitsvorsorge bleibt bei uns weitgehend unbestellt – noch immer. Die Ärzte fühlen sich für diese Aufgabe nicht zuständig. Sie sind dafür auch nicht ausgebildet. Die Politiker haben alle Hände voll zu tun, die wuchernden Gesundheitskosten in den Griff zu bekommen. Sie denken kaum darüber nach, dass Kostendämpfung im Gesundheitswesen sich am wirksamsten durch Vorsorge erreichen ließe. Vorsorge fängt in den Kindergärten und Schulen an. Denn dort bereits schleifen sich falsche Lebens- und Ernährungsgewohnheiten ein. Korrigiert sie niemand, so bleiben sie das ganze Leben hindurch fortbestehen. Und sie verstärken ihren Krankheiten verursachenden Einfluss im Laufe des Lebens immer mehr. Eine Lösung dieses Problems ist nur in Sicht, wenn das Einüben gesünderer Lebensformen als systematisches Lernprogramm bis in die Arbeitsstätten, die Betriebe, Schulen und Behörden hinein stattfindet. Unsere Arbeitsplätze sind Orte, an denen wir einen großen Teil unserer Lebenszeit verbringen – jedenfalls, wenn wir zu den Menschen gehören, deren Arbeitsleistung die Gesellschaft braucht und abruft, was ja längst nicht mehr selbstverständlich ist.

Sie hocken nur noch herum,

die Kinder von heute. Neun Stunden am Tag sitzen sie – vor dem Lehrer, vor dem Fernseher, vor dem Computer – und werden dabei immer dicker. Professor Bös vom Karlsruher Sportinstitut: „Was da in einigen Jahren an Gesundheitsproblemen und Folgekosten auf uns zukommt, wird dramatisch". Eltern sollten ihre Sprösslinge also zum Spielen, Sporteln und Toben ermuntern. Und dazu, gesund zu essen – was mit etwas Fantasie bei der Zubereitung bei den Youngsters durchaus auf Zustimmung stößt. (BIO 6/99, 6)

Aufklärung allein genügt nicht, wenn nicht Taten folgen, wenn wir nicht eine Änderung unseres Verhaltens trainieren. Das alles kennt die Verhaltenspsychologie längst. Nur fehlt es bislang an Konsequenzen. Gesundheitsvorsorge ist in erster Linie ein pädagogisches Problem – nicht nur in der Kindererziehung, sondern ebenso in der Erwachsenenbildung. Zugegeben: Umlernen ist schwerer als neu zu lernen. Dennoch eignet sich jedes Lebensalter, krankmachende Zivilisationsgewohnheiten abzulegen und sie durch gesunde, natürliche zu ersetzen. Gesundheitlicher Erfolg ist die Belohnung. Er stellt sich meist ziemlich schnell ein. Wer sich fit und gesund fühlt, den ermutigen solche persönlichen Fortschritte, auf dem einmal eingeschlagenen Weg weiter zu gehen.

> Wenn du eine hilfreiche Hand brauchst, so suche sie am Ende deines eigenen Armes.
>
> Orientalisches Sprichwort

In diesem Buch begegnen Sie einer Pflanze von ganz ungewöhnlicher Kraft. Vielen Menschen hat sie bisher auf ihrem Weg aus der Krankheit entscheidende Fortschritte gebracht. Und sie wird noch weit mehr Kranken Hilfe bringen.

Die Cystuspflanze: wertvolles Hausmittel schon in der Antike

Cystus-Tee schmeckt ausgesprochen aromatisch. Sein Aroma erinnert fast ein wenig an Harz. Und in der Tat hat man schon in der Antike aus der Cystuspflanze das ebenso berühmte wie begehrte Ladanum gewonnen. Der griechische Arzt Dioskurides beschreibt dieses Harz im ersten nachchristlichen Jahrhundert in seinem fünfbändigen Werk „De materia medica" – einem Buch, das für mehr als anderthalb Jahrtausende als grundlegendes Arzneibuch bis nach Italien hinein tonangebend bleiben sollte. Das Ladanum-Harz ist eine wachsähnliche Substanz, die von der Blattoberfläche der Cystuspflanze stammt. Die Gewinnung überließ man früher in erster Linie den Ziegen: Beim Weiden sammelte sich das Harz nämlich in ihren Barthaaren. Die Menschen brauchten es nur abzunehmen und aufzubereiten. So erhielten sie eine Masse, die sich leicht weich machen ließ. Äußerlich angewandt, nutzten die Damen der Gesellschaft dieses Harz

16

damals als Kosmetikum. Aber Ladanum galt in der Antike auch als Pestmittel und vor allem als wirksames Heilmittel zur Behandlung von Erkrankungen der Haut und der Haare. Mit Wein, Myrrhe und Myrtenöl gemischt, wandte man es gegen Haarausfall an. „Mit Wein eingestrichen", macht Ladanum nach der Arzneimittellehre des berühmten Dioskurides „die Wundnarben schön; mit Honigmet oder Rosenöl eingeträufelt, heilt es Ohrenschmerzen; als Räucherung dient es zum Herauswerfen der Nachgeburt, den Zäpfchen zugemischt, heilt es Verhärtungen der Gebärmutter; es wird auch mit Erfolg den schmerzstillenden Arzneien und Hustenmitteln zugesetzt. Mit altem Wein getrunken, stillt es den Durchfall. Es ist aber auch harntreibend."

Offenbar reichte die Harzproduktion der Ziegen allein nicht aus. Jedenfalls ernteten nach der Überlieferung die griechischen Mönche auf Kreta und Kandia das Ladanum-Harz, indem sie mit einer Art Harke über die Cystus-Pflanze strichen. An dieser Harke hatten sie Läppchen aus Leder befestigt. Das Harz setzte sich an diesen Läppchen fest. Bei brennender Sonnenhitze, wenn es schön weich war, schabten die Mönche das Ladanum dann mit dem Messer ab.

Dass das Wissen um ein so wertvolles Heilmittel über Jahrhunderte hinweg verloren ging, ist auf ein ganz banales Versehen zurückzuführen. Bei den Langobarden in Italien fanden sich zwischen 600 und 900 n. Chr. allerlei Gelehrte, die das griechische Originalwerk des Dioskurides ins Lateinische übersetzten und es in eine Art Lexikon umarbeiteten. Dabei verwechselte irgendein Autor die als Rohstoff verwendete Cystusrose mit dem Efeu, Hedera Helix. Wer von da an aus Efeu Ladanum oder Cystus-Heilmittel herstellen wollte, wird an dem Ergebnis nicht allzu viel Freude gehabt haben.

In einem Druck aus dem deutschsprachigen Raum, herausgegeben im 16. Jahrhundert von einem gewissen Hans Danz von Ast, ist der Schaden inzwischen repariert: Der Autor stellt den Zusammenhang zwischen Cistrose und Ladanum-Harz wie im antiken Originaltext wieder her.

Wie Cystus, die Pflanze der griechischen Götter, ihren Heilauftrag erhält

Auf dem Olymp hatten sich die Götter versammelt, um zu entscheiden, welche Pflanzen bestimmte Heilaufgaben übernehmen sollten. Sie einigten sich schon bald: Der Cistrose sollte die ehrenvolle Aufgabe zufallen, den in der Schlacht verwundeten Kämpfern zu helfen, dass ihre Wunden schnell und problemlos heilten.

Doch die Göttinnen meldeten Änderungswünsche an. Ihnen genügte es nicht, dass die Cistrose allein für die Männer da sein sollte. Als Heilpflanze sollte sie auch etwas für die Frauen tun. So erhielt Cystus zusätzlich den Auftrag, die Frauen bei der Geburt ihrer Kinder zu schützen, ihnen in allen damit verbundenen Gefahren und Krankheiten beizustehen und ihnen ihre Schönheit zu erhalten.

Die Cistrose versprach den Göttern, alle diese Aufgaben gewissenhaft zu erfüllen, sowie sie gerufen würde. Sie hat ihr Versprechen bis heute gehalten.

Cystus liebt das Feuer

Doch es gibt noch mehr Gründe, warum man im Jahre 1999 die Cystusrose zur Königin der europäischen Pflanzen ernannte. Professor Dr. Spiros Dafis, emeritierter Inhaber des Lehrstuhls für Forstwissenschaft und Botanik an der Universität Thessaloniki, erläutert: „Ein besonderes ökologisches Problem für die Pflanzen auf der Halbinsel Chalkidike verursachen die in den Sommermonaten immer wieder auftretenden Waldbrände." Dafis konnte nun zeigen, dass mit Cystus besiedelte Flächen sich nach einem Waldbrand wesentlich schneller wieder aufforsten lassen. Der Grund liegt in dem „pyrophilen Charakter" dieser Pflanze.

Konkret heißt das: Die Cistrose liebt das Feuer. Und nach einem Waldbrand ist sie als Erste wieder da. Ihre Wurzeln bleiben vom Feuer unversehrt. Zwischen der Pilzbesiedlung ihrer Wurzeln und denen der Aleppokiefer bestehen freundschaftliche Beziehungen. So können sich die Kiefernwälder besonders schnell wieder regenerieren.

Nach alter Lehre, schon bei *Paracelsus*, lässt sich von dem Äußeren einer Pflanze und von ihren Eigenschaften her auf ihre Heilwirkung schließen.

> „Die Natur zeichnet ein jeglichs Gewechs so von ir ausget zu dem, darzu es gut ist, darumb man erfaren will, was die Natur gezeichnet hat, so soll mans an den Zeichen erkennen, das tugend im selbigen sind."
>
> Paracelsus (1493-1541)

Wenn die Cistrose also die Gewohnheit hat, sich bei Hitze zusammenzuziehen, so könnte man nach der Paracelsus-Lehre erwarten, dass auch ihre Heilwirkung eine zusammenziehende (adstringierende) ist. Exakt so beschreibt bereits der griechische Arzt Dioskurides im ersten nachchristlichen Jahrhundert ihre Wirkung. In seiner fünfbändigen Arzneimittellehre „De materia medica", Standard-Arzneimittel-Buch für rund anderthalb Jahrtausende, empfiehlt er Cystus gegen Dysenterie (Durchfall), in Form von Umschlägen angewandt, gegen „fressende Geschwüre" und als Wachssalbe gegen „Brand- und veraltete Wunden".

Moderne Forscher finden die zusammenziehende Wirkung der Cystuspflanze in mehreren Untersuchungen bestätigt und führen ihre Heilkraft in erster Linie auf genau diese Eigenschaft zurück.

Die Cistrose hat in Wahrheit weit vielfältigere Heilwirkungen. Doch ehe wir uns näher mit ihnen befassen, lassen Sie uns ihre faszinierende Persönlichkeit erst einmal ein wenig näher kennen lernen!

Das Persönlichkeitsbild der Cistrose

Cystus (Cistus incanus ssp. tauricus), Plana cistrosa, Cistacea, Plana Rosa oder auch grau behaarte Cistrose genannt, wächst wild auf den magnesiumreichen Böden der griechischen Halbinsel Chalkidike. In der mit niedrigem Buschwald bewachsenen, für jene Gegend typischen Macchia-Landschaft fühlt sich die Cistrose besonders wohl. Sie wächst in immergrünen Sträuchern bis zu einem Meter hoch. Ihre rosa Blüten wirken zart, die Blütenblätter fast ein wenig zerknittert. Die Pflanze duftet angenehm harzig aromatisch.

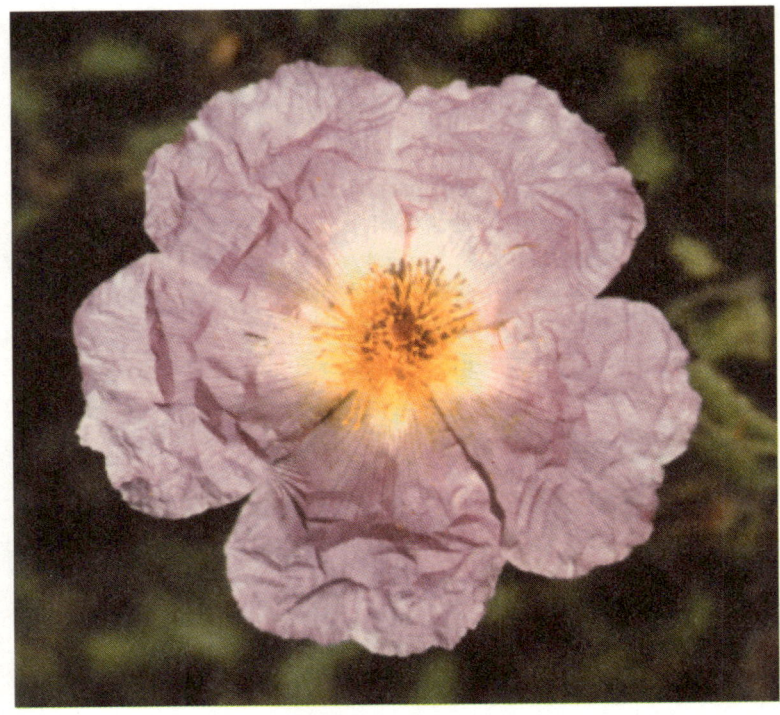

Cistrose – ein wenig unausgeschlafen zerknittert

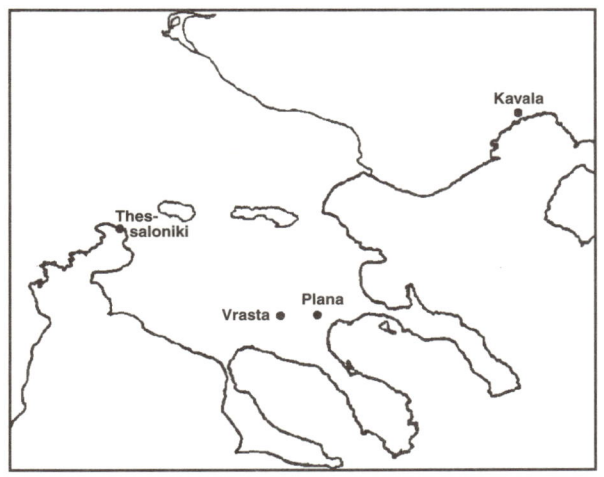

Cystus wächst besonders reichlich in der Macchia-Landschaft auf der griechischen Halbinsel Chalkidike

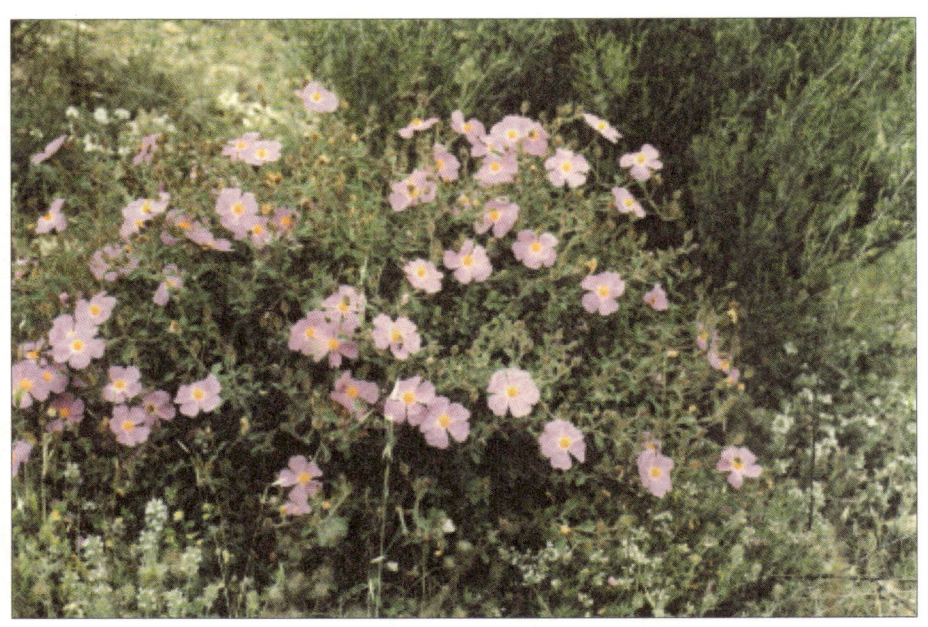

Blühender Cystus-Strauch auf der griechischen Halbinsel Chalkidike

Ciſtis.

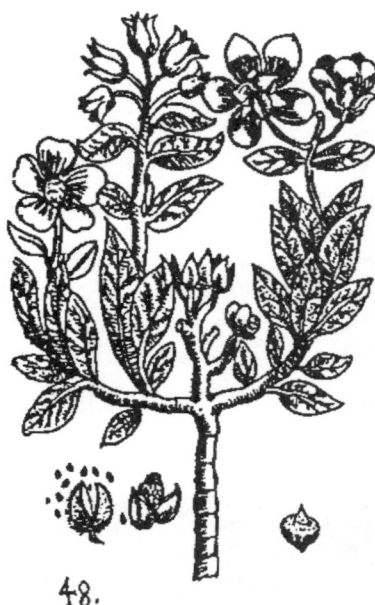

Ciſtis. Cap. cɩɩɩ.

Ciſtis Griechiſch vnd zu Latein genent/ von etlichen Citharon oder Ciſtaron / iſt ein Stäudtlin in ſteynigtem Erdtreich wachſend/ voller äſtlin vnd blätter / einer geringen Höhe/ ſeine Blätter ſindt rundt / herb / haarecht/das Männlin hat ein Blum / der Granatöpffeln bület ähnlich. Deß Weiblins Blüet iſt weiß.

Dieſer Ciſtis hat eine Krafft / damit er zuſammen zeucht / derhalben ſeine Blumen in herbem Wein zweymal im Tage getruncken/ ſind gut wider die rote Ruhr. Allein vbergelegt/ ſtillen vnd wehren ſie den Geſchweren/die weiter vmb ſich freſſen (welche die Griechen Nomas nennen)vnd heylen mit Wachs vermiſcht / den Brandt/ zu ſampt den alten Geſchweren vnnd Schäden.

48.

So beschreibt der griechische Arzt Dioskurides (1. nachchristliches Jahrhundert) die Cistrose und ihre Heilwirkung in seiner Arzneimittellehre „De materia medica". Dieses fünfbändige Werk galt anderthalb Jahrtausende lang als das grundlegende Arzneimittelbuch.

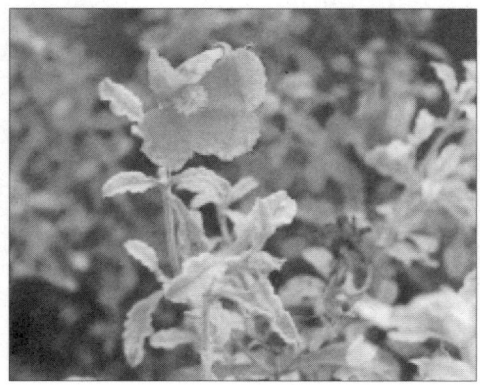

Die Cistrose
Foto: Dr. Pandalis

22

Steckbrief

Name: Cystus, Cistrose

Cistus incanus ssp. tauricus)

Wohnort: Die Cistrose wächst wild vor allem auf der nord-griechischen Halbinsel Chalkidike. Sie liebt magnesium-reiche Böden der typischen Macchialandschaft.

Ihr Äußeres: Der Cystusstrauch wächst bis zu einem Meter hoch und entfaltet zarte rosa Blüten. Er stammt aus der Familie der Cistaceae. Die ganze Pflanze duftet angenehm harzig aromatisch.

Verwendete Teile: Zu Heilzwecken verwendet man nach alter Überlieferung alle über der Erde wachsenden Teile der Pflanze. Durch Kochen in Wasser stellt man aus ihnen einen Extrakt her. Inzwischen gibt es aber auch Extrakte aus Cistus incanus tauricus als Fertigpräparate (Cystus Sud).

Wirkstoffe: hydrophile, polyphenolische Inhaltsstoffe, Gerbstoffe, Vitamin E.

Hauptanwendungsbereiche: Cystus verwendet man als Tee einfach zum Genießen, als Kosmetikum und als Arz-neimittel. Die Heilkraft aus der Cistrose bewährt sich vor allem bei den verschiedensten Formen entzündlicher Haut- und Schleimhauterkrankungen von Akne bis zu eitriger Mandelentzündung (Tonsillitis), bakteriell verursachten Magen-Darm-Erkrankungen, bei Pilzinfektionen von Candida albicans bis hin zu Haut-, Nagel- oder Genitalpilzerkrankungen. Cystus entgiftet den ganzen Organismus, schützt das Herz gegen Infarkte (Rotweineffekt) und die Haut wirksam vor Alterungsprozessen (Anti-Age-Effekt). Waschungen und Wundauflagen mit Cystusextrakt wirken vorbeugend gegen bakterielle Infektionen.

Nebenwirkungen: keinerlei Nebenwirkungen oder Wechselwirkungen bei gleichzeitiger Anwendung anderer Mittel bekannt.

Ernten und Verarbeiten
der Cystuskräuter

Zur Ernte schneiden Einheimische die Blüten und Zweige der wild wachsenden Cystuspflanzen und trocknen sie sofort an Ort und Stelle in überdachten, nach den Seiten hin offenen scheunenähnlichen Holzgestellen. Dort sind die Kräuter vor Feuchtigkeit geschützt. Und eine frische Brise vom Meer sorgt ständig für gute Belüftung während des Trocknens.

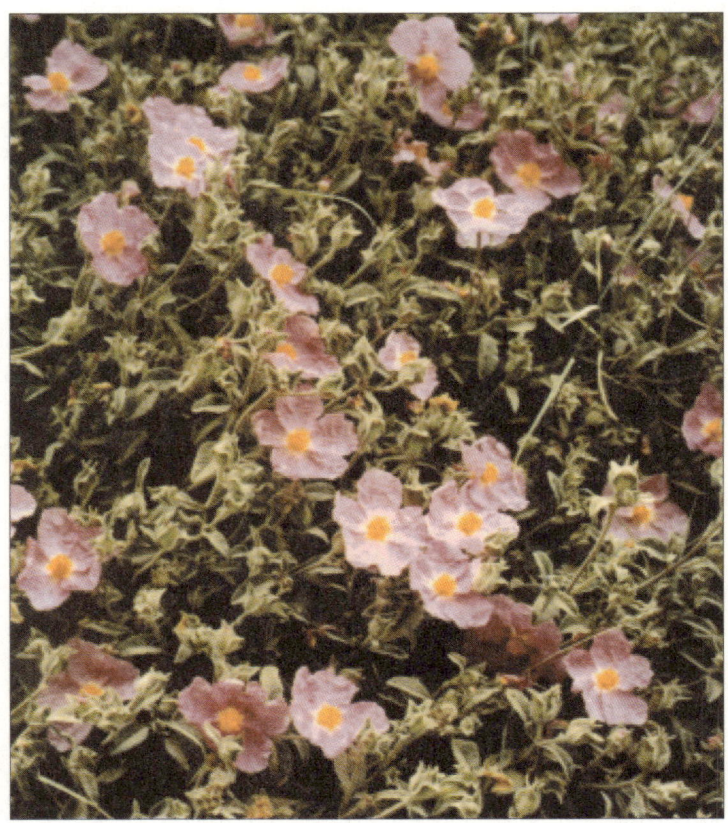

Cystus-Strauch kurz vor der Ernte

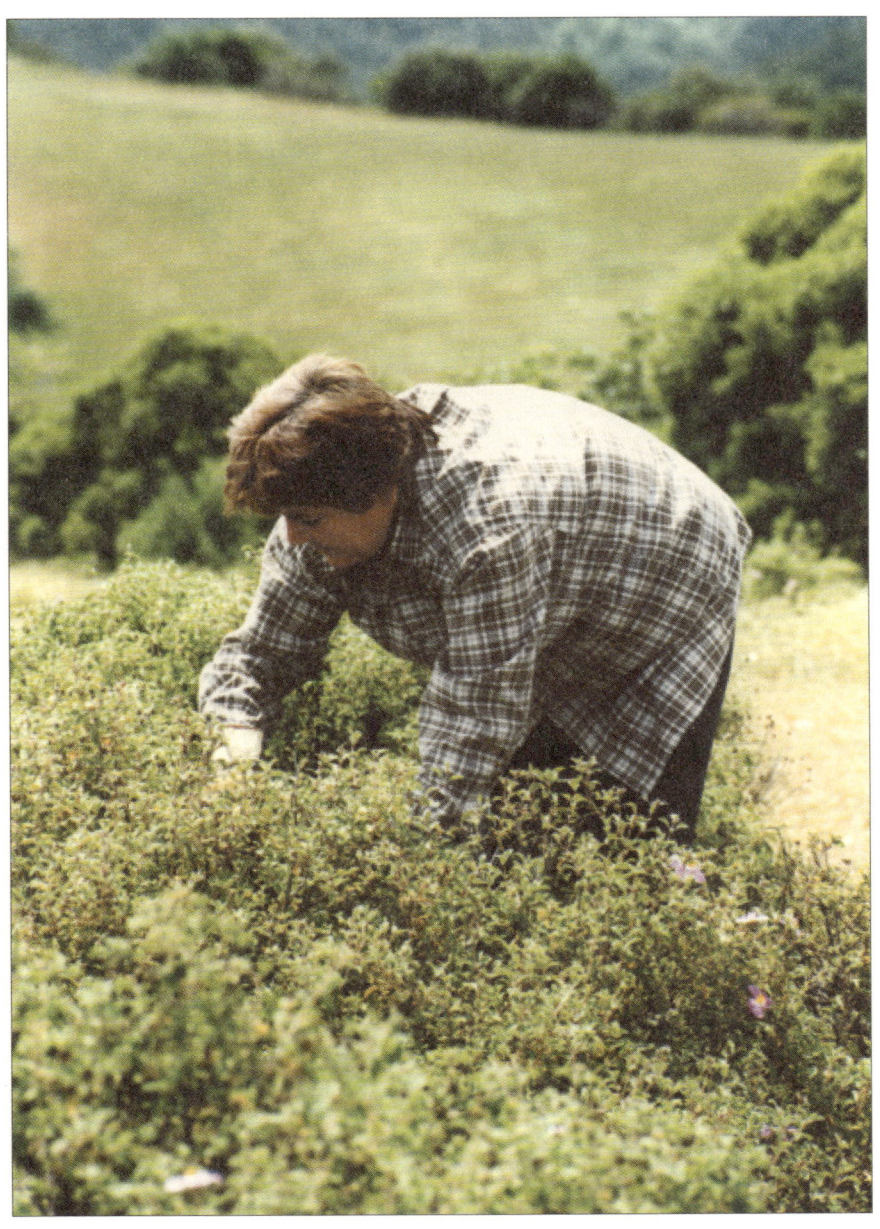

Einheimische bei der Cystus-Ernte in Griechenland

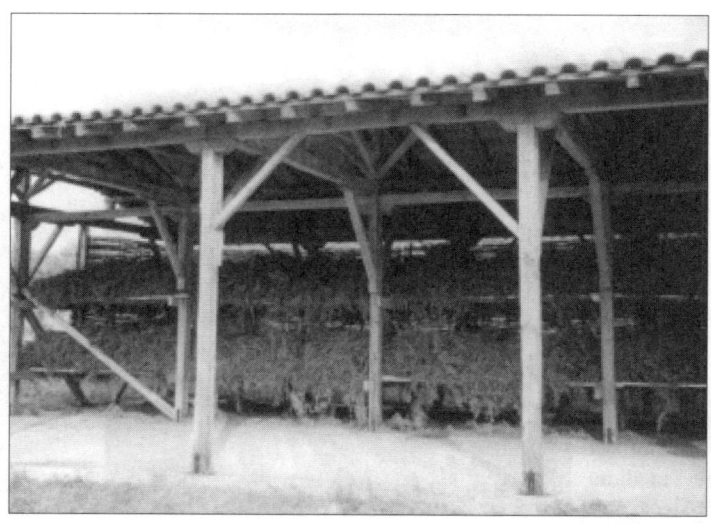

Das Trocknen der frisch geernteten Cystusblüten und -blätter erfolgt an Ort und Stelle in Scheunen ähnelnden überdachten Holzgestellen, die nach den Seiten hin offen sind. So sind die Kräuter vor Feuchtigkeit geschützt. Eine frische Brise vom Meer unterstützt den Trocknungsprozess.

Lässt sich Cystus in Kulturen züchten?

Cystus lässt sich grundsätzlich auch in Kulturen züchten, selbst in dem sehr viel raueren Klima bei uns in Deutschland. Die Pflanzen und Blüten wachsen dabei größer als die Wildpflanzen in Griechenland. Im Winter müssen die Pflanzen vor Frost geschützt werden. Doch der Gehalt an heilenden Wirkstoffen liegt bei Zuchtpflanzen insgesamt weit niedriger als bei wild gewachsenen. Deshalb nutzt man für die Herstellung von Tee, Sud und Creme aus Cystus ausschließlich die auf der griechischen Halbinsel Chalkidike wachsenden Wildpflanzen.

26

Verarmte Böden liefern nährstoffarme Pflanzen

Ein Anbau von Cystus würde auf weitere Schwierigkeiten sto-
ßen: Verarmte Böden liefern nährstoffarme Pflanzen. Denn die
industrielle Bodenbearbeitung der herkömmlichen Landwirt-
schaft laugt die Böden extrem aus. Zudem verändern auf Ertrag
gezüchtete Nutzpflanzen, Schädlingsbekämpfungsmittel und
neue Produktionstechnologien unsere Ernährung immer tief
greifender. Düngerzugaben lassen zwar die Pflanzen wachsen.
Doch ihr „inneres Profil" nimmt Schaden. Fehlt aber nur eine
einzige bioaktive Substanz, so verarmt die ganze Pflanze an
Hunderten von lebenswichtigen Sekundärwirkstoffen.

Cystus in der überlieferten griechischen Volksmedizin

Die Volksmedizin in Griechenland nutzte die Heilwirkung der
Cistrose seit Jahrhunderten in vielfältiger Weise: vor allem gegen den Juckreiz bei Allergien und Hämorrhoiden und zur Therapie gegen bakterielle Infektionen an Wunden. Hebammen waschen die Wöchnerinnen auf Chalkidike seit jeher mit in Wasser
gekochtem Sud der Cystuspflanze. Der Erfolg: Kindbettfieber
oder Wundinfektionen bei Wöchnerinnen sind unter der einheimischen Bevölkerung der Halbinsel Chalkidike praktisch unbe-
kannt.

Wie die Menschen auf der griechischen Halbinsel Chalki-dike die Heilkraft der Cistrose entdeckten

Die Hirten auf der griechischen Halbinsel Chalkidike beobach-
teten immer wieder, dass kranke Ziegen von der Herde zurück-
blieben und dann Cystus fraßen. Normalerweise rühren Ziegen
Cystus nicht an, eben nur wenn sie krank sind. Daraufhin er-

probte man die Heilwirkung der Cistrose an Menschen – mit bemerkenswertem Erfolg, sonst hätte sich dieses Heilmittel kaum über viele Jahrhunderte in der griechischen Volksmedizin gehalten.

Durch genaues Beobachten, wie sich Tiere verhalten, entdeckten Heilkundige in alten Zeiten häufig die Kraft der Heilkräuter – bei den Griechen wie bei den Kelten, von den sibirischen Schamanen bis hin zu den Medizinmännern der Indianer Südamerikas. Der Instinkt der Tiere ist eben weit sicherer ausgeprägt als der der Menschen. Wir modernen Menschen versuchen meist, unser Denken an die Stelle des instinktiven Wissens zu setzen – und wundern uns, dass wir damit immer wieder Schiffbruch erleiden.

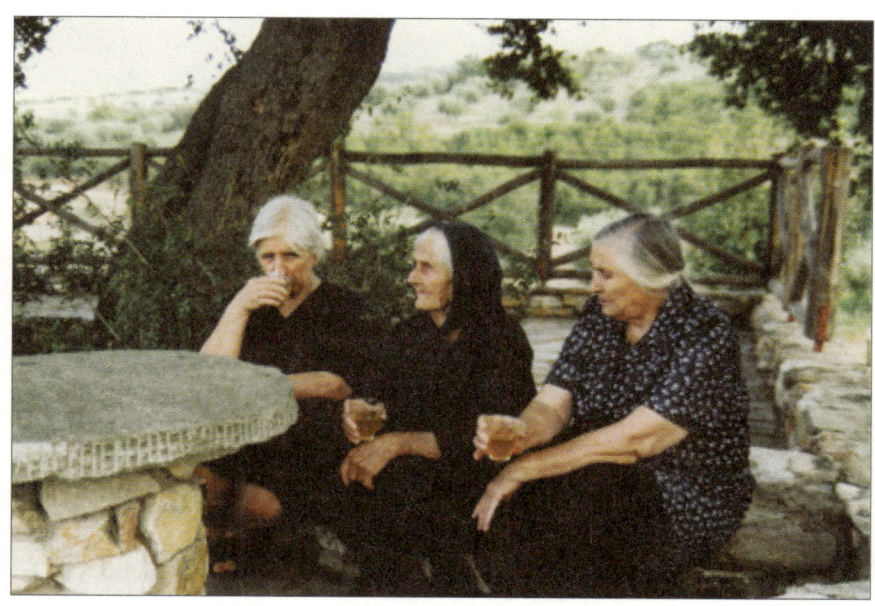

Griechische Frauen nach der Erntearbeit:
Der Tag klingt aus mit Cystus-Tee

28

Cystus in der modernen Naturmedizin

Eine Fülle an modernen wissenschaftlichen Untersuchungen bestätigt die Ergebnisse alter Erfahrungen mit der Heilwirkung der Cystus-Pflanze. Ihre Hauptanwendungsgebiete sind die verschiedensten Formen von entzündlichen Haut- und Schleimhauterkrankungen, angefangen bei Akne bis hin zu eitrigen Mandelentzündungen (Tonsillitis) und zu Pilzinfektionen wie Candida albicans und Haut-, Nagel- oder Genitalmykosen. Cystus entgiftet den ganzen Organismus, entschlackt den Körper, verjüngt die Hautzellen und sehr wahrscheinlich die Zellen des gesamten Körpers.

Mehr über die Ergebnisse der einzelnen wissenschaftlichen Untersuchungen zur Heilwirkung der Cistrose erfahren Sie in den folgenden Kapiteln. Die Forschungsergebnisse insgesamt sind sehr viel versprechend. Und weitere, mit Spannung erwartete Untersuchungen laufen zurzeit noch. Cystus hält noch etliche Überraschungen bereit.

Welche Bestandteile der Cistrose wirken heilend?

Wie so oft gilt: Das Ganze ist mehr als die Summe seiner einzelnen Teile

Forscher haben die Cistrose inzwischen nach allen Regeln der Kunst analysiert, um herauszufinden, von welchen ihrer Bestandteile die stark heilende Wirkung ausgeht. Sie konnten das Geheimnis ihrer Heilkraft weitgehend lösen. Aber insgesamt gilt auch hier: Das Ganze ist mehr als die Summe der einzelnen Teile. Deshalb verzichtet man darauf, zu Heilzwecken einzelne Bestandteile der Pflanze herauszulösen und sie zu irgendwelchen Medikamenten zu verarbeiten. Die stärkste Heilwirkung entfaltet ein Extrakt aus der ganzen Pflanze. Das ist bei Cystus nicht anders als bei so vielen anderen Heilpflanzen der Natur.

Dennoch lohnt es sich, die in Cystus enthaltenen Bestandteile genauer unter die Lupe zu nehmen, weil so die Heilwirkung der Cistrose sich besser verstehen lässt.

> Suchst du das Höchste, das Größte?
> Die Pflanze kann es dich lehren.
>
> Friedrich Schiller (1759-1805)

Polyphenole gegen Herz-Kreislauf-Erkrankungen und gegen Krebs

Cystus gehört zu den an Polyphenolen reichsten Pflanzen überhaupt. Diese Gerbsäureverbindungen haben Vitamincharakter. Tee oder Sud aus Cystus schützt Herz und Gefäße auf ähnliche Weise wie Rotwein, allerdings weit wirksamer. Experten haben herausgefunden, dass schon bei Menschen, die regelmäßig Rotwein trinken, weit weniger Herzinfarkte und Gefäßerkrankungen auftreten. Sie sprechen in diesem Zusammenhang von einem regelrechten Rotweineffekt. Er lässt sich vor allem bei der Bevölkerung der Mittelmeerländer beobachten. Nur: Cystus enthält ein Vielfaches an Polyphenolen. Und ein weiterer Vorteil: Wer Cystus-Tee trinkt, braucht nicht erst Alkoholiker zu werden und den erreichten Herzschutz mit einer ruinierten Leber bezahlen.

Polyphenole wirken stark antioxydativ, stärker noch als die dafür bekannten Vitamine E und C. Sie helfen bei der Abwehr sogenannter freier Radikale, welche die Zellen und Zellbestandteile unseres Organismus so stark schädigen können, dass sie die Entstehung von Krebs begünstigen.

30

Forscher des LEFO-Instituts in Ahrensburg haben in einer Studie vom 21.02.2000 die antioxidative Kraft von Cystus, von schwarzem Tee, grünem Tee, Rotwein, Holunderbeersaft und allerlei Fruchtsäften untersucht. Sie fanden in Cystus-Tee und Cystus-Sud ein erstaunlich hohes antioxidatives Potenzial, das wesentlich höher liegt als bei herkömmlichen Teesorten, Säften oder auch Rotwein. Im Vergleich zu Holunderbeersaft konnten sie in Cystus-Sud eine mehr als dreifache antioxidative Wirkungskraft nachweisen. Aber auch gegenüber anderen alten Hausmitteln wie Kirschsaft oder Zitronensaft schneidet Cystus hervorragend ab. In Cystus-Tee fand sich eine wesentlich wirksamere Kombination von Antioxidantien als zum Beispiel in Vitamin-C-Tabletten. Schon ein Schnapsglas (20 ml) voll Cystus-Tee oder -Sud hat die selbe antioxidative Wirkungwie die gesamte Tagesdosis an Vitamin C.

	Antioxidatives Potential
Tee's	
Cystus-Tee	23,5 mmol Trolox / Liter
Cystus-Sud	24,0 mmol Trolox / Liter
Grüner Tee	8,5 mmol Trolox / Liter
Schwarzer Tee	3,1 mmol Trolox / Liter
Kamillentee	<1,0 mmol Trolox / Liter
Wein	
Rotwein	5,3 mmol Trolox / Liter
Säfte	
Kirschsaft	4,8 mmol Trolox / Liter
Holunderbeersaft	7,0 mmol Trolox / Liter
Citronensaft, frisch gepresst	<1,0 mmol Trolox / Liter
Apfelsaft (Lit.)	1,0 mmol Trolox / Liter
Vitamin C	
Ascorbinsäure-Lösung (880 mg / Liter)	5,6 mmol Trolox / Liter

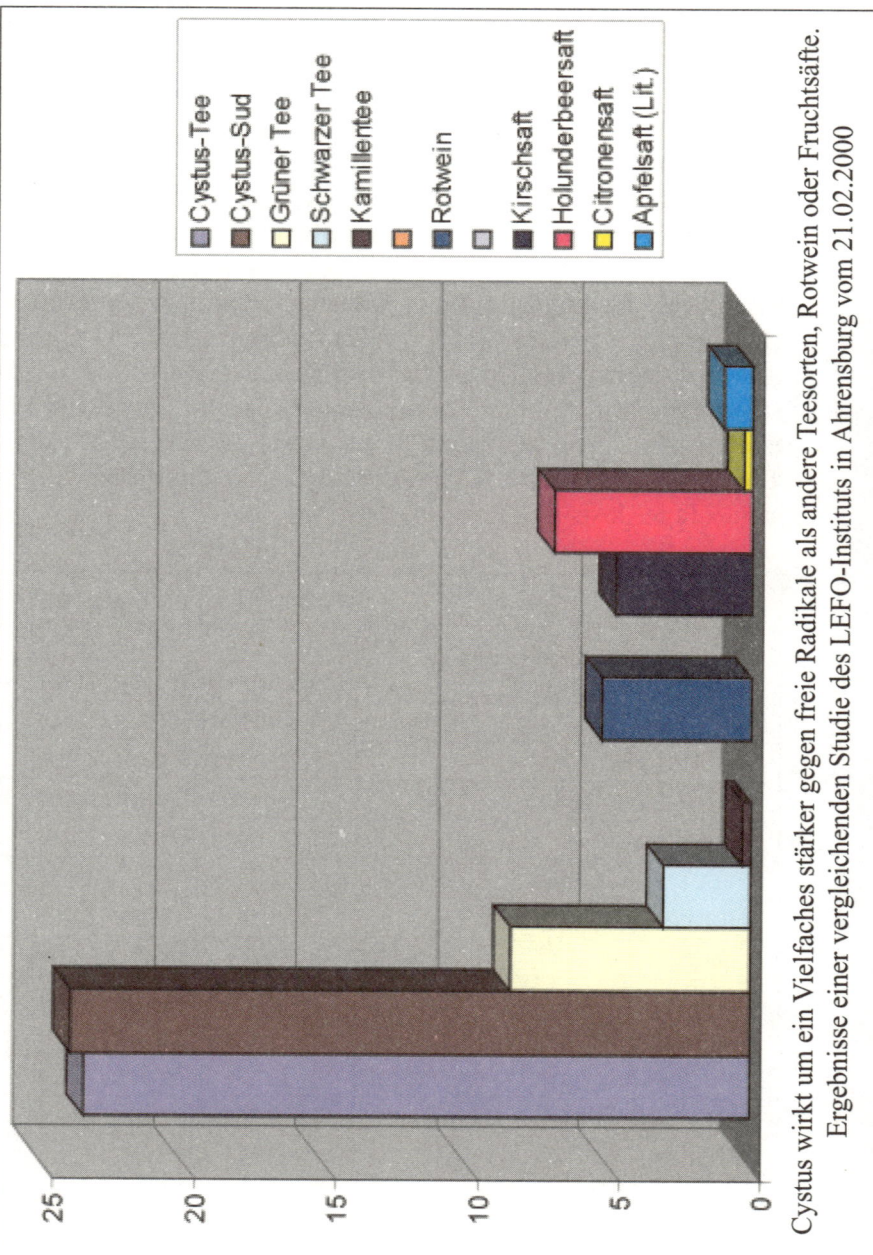

Cystus wirkt um ein Vielfaches stärker gegen freie Radikale als andere Teesorten, Rotwein oder Fruchtsäfte.
Ergebnisse einer vergleichenden Studie des LEFO-Instituts in Ahrensburg vom 21.02.2000

Legend:
- Cystus-Tee
- Cystus-Sud
- Grüner Tee
- Schwarzer Tee
- Kamillentee
- Rotwein
- Kirschsaft
- Holunderbeersaft
- Citronensaft
- Apfelsaft (Lit.)

Unser Körper ist Tag für Tag einer Fülle belastender Einflüsse unterworfen: durch aktives oder passives Rauchen, durch Schadstoffe in der Luft, im Wasser, in den Nahrungsmitteln, durch die zunehmend hohe Strahlenbelastung des Sonnenlichts, da die schützende Ozonschicht schwindet. Hinzu kommen die hohen Anforderungen an geistige und körperliche Leistungsfähigkeit in unserer erfolgsorientierten Gesellschaft. Sie führen zu verstärktem psychischen und körperlichen Stress. Alle diese Schadfaktoren zusammen schwächen unsere körpereigene Abwehrfähigkeit. Die Zahl der freien Radikalen wächst. Experten sprechen von oxidativem Stress, der die Gefahr des Entstehens von Krebs und anderen durch Abwehrschwäche bedingten Erkrankungen deutlich erhöht.

Auf die gesundheitsfördernde Wirkung polyphenolreicher Nahrungsmittel weist deshalb konsequenterweise auch die Deutsche Gesellschaft für Ernährung (DGE) hin: Polyphenole schützen den Zellstoffwechsel, bewahren die Zellen vor unkontrollierter Vermehrung, sie stabilisieren Herz und Kreislauf (Rotwein-Effekt) und unterstützen die biologisch wichtige Wirkung von Vitamin C. Bekannt ist heute außerdem: Polyphenole schützen vor der Hautalterung. Man spricht von der Anti-Skin-Age-Wirkung. Die Kosmetik-Branche spitzt die Ohren. Und offensichtlich schützen die Polyphenole nicht allein die Hautzellen vor Alterung, sondern sie sind im Stande, im ganzen Organismus mit allen seinen Zellen Jugendlichkeit aufrechtzuerhalten. Noch klingt das nach Zukunftsmusik. Doch Forscher halten ein kraftvoll gesundes Leben von 100 bis 130 Jahren Dauer heute durchaus für erreichbar.

Polyphenole sorgen für ein natürliches biologisches Gleichgewicht in unserem Körper

In Laufe seiner Entwicklung hat der menschliche Organismus gelernt, mit einer Vielzahl von Bakterien und Pilzen in Harmonie zu leben und von ihnen zu profitieren. Viele Keime produzieren sogar wichtige Vitamine, das Vitamin B12 zum Beispiel, und schenken sie ihrem Gastgeber. Diese Keime halten sich bevorzugt auf der Haut, in den Mund- und Rachenschleimhäuten, im Magen, Darm, den Genitalien und Nägeln auf.

Stresssituationen und ungesunde Ernährung stören das fein abgestimmte biologische Gleichgewicht in unserem Körper jedoch empfindlich. Die Folge: Bestimmte Keime vermehren sich plötzlich explosionsartig. Freunde entwickeln sich so zu Feinden. Anzeichen für ihr Vorhandensein sind: Träge Verdauung, juckende, empfindliche Haut, Lustlosigkeit und Antriebsschwäche.

Cystus mit seinem hohen Gehalt an wertvollen Polyphenolen kann, wie zahlreiche Untersuchungen zeigen, das gestörte Gleichgewicht wiederherstellen. Polyphenole unterstützen die biologische Aktivität von Vitamin C. Durch ihre antioxidativen Eigenschaften schützen sie den Zellstoffwechsel und bewahren die Zellen vor unkontrolliertem Wachstum. Cystus bekämpft freie Radikale schlagkräftig.

Was sind freie Radikale?

Freie Radikale sind keine Extremisten, die den Umsturz des Staates planen. Vielmehr handelt es sich um aggressive Stoffe, die den Körper radikal schädigen können. Ursachen sind dabei Schadstoffe, die aus der Umwelt in den Körper gelangen. Aber der Körper bildet freie Radikale auch selbst. Gewinnen sie die Oberhand, weil die körpereigene Abwehr geschwächt ist, so machen sie uns krank. Denn sie können sogar Zellstrukturen im ganzen Körper zerstören. Schäden treten dabei ein, die nicht reparierbar sind.

Unsere heutigen Lebensumstände tragen stark dazu bei, dass freie Radikale unseren ganzen Körper geradezu überschwemmen. Ozon, Smog aller Art, auch Alkoholgenuss, Rauchen, Stress, Strahlungen, Medikamente, Lebensmittelzusätze, Farbstoffe und vieles mehr – sie alle führen zu vermehrtem Entstehen von freien Radikalen in unserem Körper. Dadurch kann es auch zum Angriff auf gesunde Zellen kommen. Insbesondere bei körperlicher und seelischer Überlastung, mit zunehmendem Alter und bei ungesunder Ernährung wird unser Körper angreifbar.

Cystus als Bakterienkiller

„Wenn vor fünf Jahren jemand behauptet hätte, es gäbe Heilpflanzen, die genauso gut helfen wie Antibiotika – er wäre für verrückt erklärt worden", sagt der amerikanische Pflanzenforscher Bruce Miller. Doch dass es solche Pflanzen gibt, steht inzwischen einwandfrei fest: Entdeckungen, die vor allem die Bekämpfung von Erkältungskrankheiten grundlegend verändern werden. Not-wendig ist das seit langem.

Die antibiotische Chemie-Keule hilft zwar gegen Erkältungen, Husten, Mandelentzündungen. Doch sie wirkt nur gegen Bakterien. Gegen Viren ist sie machtlos. Hinzu kommt: Durch den übermäßigen Gebrauch werden die Krankheitserreger in zunehmendem Maße immun gegen Antibiotika. Wir nehmen sie ja inzwischen reichlich selbst mit der Nahrung auf, wenn wir das Fleisch von Tieren essen, die mit solchen Mitteln behandelt wurden.

Und: Antibiotika bringen unser Immunsystem durcheinander. Sie schädigen den Darm. Denn sie unterscheiden nicht zwischen krankheitserregenden Bakterien und solchen, die wir für den gesunden Ablauf der Stoffwechselprozesse in unserem Körper brauchen.

Cystus ist ein natürlicher Bakterienkiller. Er bekämpft im Körper aber auch Pilze und sogar Viren. Der Vorteil: Cystus hat keine Nebenwirkungen, eignet sich für die Einnahme durch Kinder und behält auch bei Langzeitanwendung seine Wirkung.

Bereits eine Tasse Cystustee täglich schützt wirksam vor Infektionen durch Bakterien und Pilze. Die notwendige Dosierung, um beispielsweise eine Mandelentzündung zu kurieren, ist nicht viel höher: Zwei Tassen Cystustee pro Tag bzw. regelmäßiges Gurgeln mit Cystus-Sud genügen, wie mehrere Studien belegen.

Cystus bei Rachenentzündungen

Inzwischen liegen erste Ergebnisse über die erfolgreiche Anwendung von Cystus bei Rachenentzündungen (Pharyngitis) vor. Professor Dr. Dr. H. Kiesewetter führte an der Universität Saarbrücken 1993 eine Studie mit Cystus als Mittel zum Gurgeln an Patienten mit Rachenentzündungen durch. Er berichtet über folgende Ergebnisse:

„Die klinischen Effekte an 12 Patienten waren sehr gut. Ein bis drei Tage nach Beginn der Behandlung waren die Schmerzen deutlich reduziert oder verschwunden, die Beläge und die Entzündung rückläufig."

Cystus gegen Akne

Akne gilt als ausgesprochen hartnäckige Krankheit. Sie tritt besonders häufig während der Entwicklungsjahre auf, kommt aber auch bei erwachsenen Frauen vor allem während der Regel vor. Akne-Erkrankungen gibt es aber auch bei Säuglingen und Kindern sowie bei jüngeren Erwachsenen.

Bei dieser Hautkrankheit verstopfen die Talgdrüsen an den feinen Haaren der Haut. Es kommt zu Ansammlungen von Horn,

Fett und Bakterien. Mitesser entstehen. Sie entzünden sich und bilden kleine eiterige Abszesse. Befallen sind vor allem Gesicht, Rücken und Brust.

Die Behandlung ist meist äußerst langwierig und erfolgt in der Schulmedizin oftmals durch Antibiotika und Cortison, wenn das Einreiben mit fettfreien Lotionen, Gels oder Cremes, UV-Bestrahlungen, Schälkuren und viele andere verzweifelte Versuche erfolglos blieben.

Im chemischen Labor Dr. E. Weßling in Altenberge gelang es in einem Versuch, die heilende Wirkung von Cystus-Extrakt bei Akne eindeutig nachzuweisen.

Dieser Versuch ist in seinem Ergebnis so interessant, dass es sich lohnt, ihn ein wenig näher anzuschauen:

Zunächst kochte man im Labor aus der Cystus-Pflanze einen Tee. Auf die gleiche Weise stellte man einen Extrakt aus Kamillenblüten und einen Extrakt aus den Blüten der Ringelblume her, um zwischen der Wirkung der einzelnen Pflanzen vergleichen zu können. Als weitere Vergleichssubstanz diente das Antibiotikum Streptomyzin.

Die für solche Versuche übliche Spezial-Nährlösung aus Fleischbrühe, dem aus Meeresalgen gewonnenen Agar Agar und noch ein paar anderen Inhaltsstoffen füllte man nun in Glasschälchen. Diese Nährlösung erhielt einen Zusatz von Bakterien, wie sie typischerweise in Akneentzündungen vorkommen, nämlich dem Propionibacterium acnes.

Auf diese mit Bakterien geimpfte Nährlösung gaben die Forscher nun Cystus-Extrakt in eins der Glasschälchen, in ein zweites den Extrakt der Ringelblume, in ein drittes den Auszug aus Kamillenblüte und in das vierte das Antibiotikum Streptomyzin.

Bei einer gleichmäßigen Temperatur von 36 Grad zeigte sich schon nach 48 Stunden Erstaunliches: Der Cystusextrakt und das Antibiotikum Streptomyzin hatten die Aknebakterien deutlich in ihrer Ausbreitung gehindert. Das ließ sich eindeutig an den entstandenen Hemmhöfen ablesen. Dagegen konnten sich die Bakterien in den Glasschälchen mit Kamillen- und Ringelblumenextrakt ungehindert bis an den Rand hin ausbreiten. Kamille und Ringelblume sind also nicht imstande, die typischen Aknebakterien zu bekämpfen.

Die Forscher aus Altenberge kommen zu dem abschließenden Ergebnis: Cystusextrakt hemmt eindeutig das Wachstum von Aknebakterien vom Typ Propionibacterium acnes.[3]

An der Fachklinik für Hauterkrankungen in Bad Rothenfelde führte der leitende Arzt Dr. Rainer H. Wölbling 1993 eine Studie mit vier Akne-Patientinnen durch. Die Patientinnen erhielten den Auftrag, die von Akne betroffenen Hautgebiete ihres Körpers zweimal täglich mit einer Cystus-Lösung mit Hilfe eines Gurkenschwammes zu bestreichen. Bei allen Patientinnen zeigte sich nach 28 Tagen ein deutlicher Rückgang des Akne-Ausschlags.[4]

Zwar ist die Zahl der an der Studie beteiligten Patientinnen nicht groß genug, um repräsentative Aussagen zu ermöglichen. Dennoch kann sich das Ergebnis sehen lassen.

An der Universität Münster promovierte 1992 ein Doktorand mit einer Dissertation über Cystus. Im Rahmen dieser Forschungsarbeit gelang es, an einer Reihe von Laborversuchen die entzündungshemmende Wirkung von Cystus-Extrakt deutlich nachzuweisen.[5]

---

[3] Gutachten des chemischen Laboratoriums Dr. E. Weßling in Altenberge zur mikroziden Wirkung eines Cystus-Extraktes auf Propionibacterium acnes, dem Erreger der Akne.
[4] Gutachten Dr. Rainer H. Wölbling, Bad Rothenfelde, vom 03.06.1993.
[5] Frank Petereit: Polyphenolische Inhaltsstoffe und Untersuchungen zur entzündungshemmenden Aktivität der traditionellen Arzneipflanze Cistus incanus L. (Cistaceae), Dissertation an der Universiät Münster 1992.

Cystus gegen Candida albicans und andere Pilzerkrankungen

Pilzerkrankungen auf dem Vormarsch

Erschöpfungszustände, ständige Müdigkeit, das Chronische Müdigkeitssyndrom (CFS), Konzentrationsschwierigkeiten, Durchblutungsstörungen aller Art, Bluthochdruck, Migräne, Atemnot, Herzprobleme, Thrombosen, Allergien, Neurodermitis, Juckreiz, schuppende Hautflecken, Ängste, Depressionen, starke Stimmungsschwankungen, Verhaltensstörungen, Hyperaktivität vor allem bei Kindern, innere Unruhe, Heißhungeranfälle durch Unterzuckerung, Darmstörungen, aufgetriebener Blähbauch, nässender, juckender Ausschlag am Darmausgang, Muskelkrämpfe, Muskel- und Gelenkschmerzen, Blasen- und Scheidenentzündungen – das alles sind heute weit verbreitete Krankheitserscheinungen. Und sehr häufig hängen sie – direkt oder indirekt – mit einem Pilzbefall zusammen.

Die Zahl der von Pilzen befallenen Menschen nimmt überdurchschnittlich zu. Am stärksten verbreitet ist Candida albicans, verursacht durch Hefen. Bestimmte niedere Pilzarten führen zu jeweils für sie typischen Pilzerkrankungen (Mykosen) bei Menschen wie bei Tieren. Je nach den befallenen Organen unterscheidet man Mykosen der Haut (Dermatomykosen), der Nägel (Onchomykosen), der Lunge (Pneumomykosen) und viele andere mehr. Kein Organ ist sicher vor Pilzbefall. Auf Grund der verschiedenen Erreger lassen sie sich deutlich voneinander unterscheiden.

In der Natur befallen Pilze alles Geschwächte und Kranke, um es auf diese Weise wieder in den Kreislauf von Sterben und Neuentstehen in der Natur zurückzuführen. Wenn auch der Mensch immer stärker zum Tummelplatz für Pilze wird, müssen wir uns fragen: Was hat ihn so geschwächt? Und was lässt sich dagegen unternehmen?

Wir haben es heute mit Umweltbelastungen zu tun, wie sie in diesem Umfang noch niemals da gewesen sind. Sie belasten unseren Organismus auf vielfältige Weise. Dieses Zusammenwirken zahlreicher unterschiedlicher Schadenseinflüsse ist es, was unsere Lebenskraft insgesamt schwächt. Mit einem angeschlagenen Organismus aber haben Pilze leichtes Spiel.

Man kennt inzwischen rund 40 verschiedene krankheitserregende Pilze. Am berühmtesten und am berüchtigtsten ist mittlerweile Candida albicans: ein Hefepilz, der vorzugsweise die Schleimhäute besiedelt. Er ernährt sich von konzentriert Süßem, von denaturierten Weißmehlprodukten ebenso wie von Alkohol und verursacht oft Blähungen und Heißhungeranfälle. Candida albicans produziert große Mengen giftiger Substanzen wie Säuren, Alkohole und Gifte (Toxine). Sie belasten die Leber schwer. Mit der Zeit entstehen auf diese Weise chronische Krankheiten aller Art.

Weniger bekannte Schimmelpilze sind Mucor racemosus und Aspergillus niger, der besonders auf den Schleimhäuten der Lunge und der Nase zu finden ist. Dieser Pilz gibt sehr giftige Stoffwechselprodukte ab, die sogenannten Aflatoxine. Sie schädigen selbst das Zentralnervensystem. Beide Pilzstämme, Mucor und Aspergillus, ernähren sich von den Stoffwechselprodukten des Eiweißabbaues, besonders von tierischem Eiweiß, wenn es im Überangebot vorhanden ist.

Nicht einmal unser Immunsystem bleibt von den Pilzen verschont. Trickreich setzen sie die Abwehrzellen schachmatt. Zusätzlich schwächen die Gifte, die sie ausscheiden, das Abwehrsystem. So haben dann Viren und Krankheiten leichtes Spiel.

Selbst für erhöhte Blutfettwerte können Pilzinfektionen zumindest mitverantwortlich sein, wie man seit kurzem weiß. Damit entwickeln sich Pilzerkrankungen zum Risikofaktor für Gefäßverkalkung und Herzinfarkt. In einer Untersuchung an 500 Patienten einer Klinik in San Francisco zeigte sich, dass Patienten mit Arteriosklerose deutlich häufiger an Pilzerkrankungen leiden als Menschen, bei denen die Gefäße nicht verkalkt sind.

40

Wie Sie feststellen können, ob Sie unter einer Pilzerkrankung leiden: ein Test

Mit Hilfe des folgenden Tests können Sie leicht feststellen, ob die Wahrscheinlichkeit besteht, dass Sie unter einer Pilzerkrankung leiden. Eine hundertprozentige Sicherheit bietet Ihnen allerdings nur eine genaue ärztliche Untersuchung.

Kreuzen Sie einfach die Fragen an, auf die Ihre Antwort JA lautet.

• Haben Sie wiederholt oder ständig Antibiotika, Cortison oder die Antibabypille eingenommen?

• Fühlen Sie sich oft müde, abgeschlagen und unkonzentriert?

• Fühlen Sie sich öfters depressiv?

• Treten bei Ihnen öfters Verdauungsstörungen, z.B. Blähungen, Durchfall oder Verstopfung auf?

• Hält sich bei Ihnen hartnäckiges Übergewicht trotz vieler Diäten?

• Leiden Sie unter häufig wiederkehrendem Heißhunger auf Süßes, auf Obst und andere kohlenhydratreiche Lebensmittel?

• Leiden Sie öfters und unregelmäßig unter Muskel- oder Gelenkschmerzen, besonders in den Fingern, Knien oder Ellenbogen?

• Leiden Sie unter Hautproblemen, z.B. unter unreiner Haut, Schuppenflechte oder Neurodermitis?

• Leiden Sie häufig an starken Magenschmerzen und schlecht riechendem Atem?

• Leiden Sie öfters an Pilzinfektionen der Scheide oder starken Beschwerden vor und während Ihrer Regel?

• Leiden Sie häufig an Blasenentzündungen?

Auswertung: Wenn Sie mehrere Fragen mit JA beantworten müssen, kann Ihr Gesundheitszustand durch eine Pilzerkrankung beeinträchtigt sein.

Cystus wirkt 15-mal stärker
gegen Candida als Propolis

Schon Ende der Achtzigerjahre stellten Forscher an der Universität Münster fest, dass von Extrakten aus Cystuskraut eine stark entzündungshemmende Wirkung ausgeht. Das chemische Laboratorium Dr. E. Weßling in Altenberge konnte darüber hinaus auch seine Wirkung gegen Krankheitsbakterien feststellen. Was lag näher, als nun auch die Wirkung von Cystusextrakt gegen Pilze zu testen. Die Ergebnisse waren äußerst positiv. Im Labortest zeigte sich: Cystus hemmt das Wachstum von Candida albicans deutlich – und zwar um ein Vielfaches stärker als Propolisextrakt. Zu diesem Ergebnis kommt Professor Dr. Artur Harz, Bad Bederkesa, in einer Studie aus dem Jahr 1999 über die Pilzwachstum hemmende Wirkung der Cystuspflanze. Dabei gilt das Bienenprodukt Propolis allgemein schon als geeignetes Mittel gegen Bakterien und Pilze.

Umstellung der Ernährungsweise bei Candida

Wenn Sie unter Candida leiden, lohnt es sich auf jeden Fall, regelmäßig Cystus-Tee über einen längeren Zeitraum zu trinken. Darüber hinaus ist eine Ernährung aus Vollwertkost zu empfehlen, die möglichst wenig Zucker, Hefe und Kohlenhydrate enthält. Denn diese Nährstoffe bieten ideale Wachstumsbedingungen für den Candida-Pilz.

Die folgende Aufstellung gibt Ihnen Empfehlungen, welche Lebensmittel Sie am besten essen und trinken können.[6]

---

[6] Markus/Finck 1996.

42

Nahrungsmittel und Getränke, die zu empfehlen sind

- Vollwertbrot, das aus Sauerteig gebacken ist, Knäckebrot und Reiswaffeln
- Butter, kaltgepresste Öle
- Buttermilch, Biojogurt, Quark, Hüttenkäse
- Volle Körner, z.B. ungeschälter Reis, Gerste, Hirse, Weizen und Hafer; Vollkornprodukte, wie Vollkornmakkaroni, Vollkornspagetti, Hülsenfrüchte und Kartoffeln
- Frisches Fleisch, Geflügel und Eier, die nicht mit Antibiotika und Hormonen behandelt sind, frischer Fisch
- Frisches Gemüse, evtl. Tiefkühlgemüse ohne Zusätze
- Alle Obstsorten, möglichst unbehandelt
- Ungebrannte Mandeln, Cashewnüsse; Pflanzen-Samen z.B. Sonnenblumenkerne, Leinsamen, Sesamsamen, auch Samenpasten
- Mineralwasser ohne Kohlensäure, Getreidekaffee, Kräutertee, frisch gepresste Obstsäfte (allerdings nicht während der ersten Monate Ihrer Ernährungsumstellung.

Cystus gegen Neurodermitis

Die Neurodermitis ist in Deutschland eine der häufigsten chronisch immer wieder auftretenden Hautkrankheiten. Besonders hoch ist der Anteil an Menschen, bei denen bereits eine körperliche und psychische Bereitschaft gegenüber dieser Krankheit besteht. Zwar ist sie bei ihnen noch nicht ausgebrochen. Doch sie kann jederzeit ausbrechen. Die Zahl dieser Menschen beträgt nach Schätzungen von Experten bis zu 30 Prozent der gesamten Bevölkerung.

Zwei Drittel der Patientinnen und Patienten, bei denen Neurodermitis irgendwann in ihrem Leben zum Ausbruch kommt, stammen aus vorbelasteten Familien. Bei etwa 80 Prozent der Kinder mit Neurodermitis lassen sich in der Familie Hinweise auf allergischen Schnupfen, allergisches Asthma oder direkt auf das Bestehen von Neurodermitis finden.

Die Zahl allergischer Hautkrankheiten bei Kindern nimmt dramatisch zu

Unter den Hauterkrankungen bei Kindern steht Neurodermitis heute an erster Stelle. Tendenz: stark ansteigend. Jährlich gibt es etwa 300000 Neuerkrankungen. Vergleichsstudien mit anderen europäischen Ländern zeigen inzwischen eine jährliche Zunahme der Zahl an Neuerkrankungen von sieben bis zwölf Prozent.

Für die meisten Betroffenen ist die Krankheit durch den mit ihr verbundenen quälenden Juckreiz körperlich und psychisch außerordentlich belastend. Die Haut zeigt bei ihnen alle möglichen Formen von Ekzemen, Rötungen, Bläschen, Pusteln, Entzündungen, Schrunden, Rissen oder Verdickungen. Ganz allgemein ist die Haut bei Neurodermitiskranken chronisch trocken, rau, spröde, rissig. Sie neigt zu Entzündungen. Aber am meisten belastet der quälende Juckreiz, der dann durch Kratzen zu einer weiteren Verschlimmerung des Leidens beiträgt.

Neurodermitis tritt selten erst im Erwachsenenalter auf. Oft beginnt sie schon im Säuglingsalter. Nach der Pubertät schwächt sie sich häufig ab. Bei den meisten Kindern heilt die Krankheit bis zum Beginn des Erwachsenenalters weitgehend ab. Aber mehr als die Hälfte der Betroffenen leidet dennoch das ganze Leben hindurch unter „empfindlicher" und trockener Haut, die viel Pflege und aufmerksame therapeutische Betreuung braucht.

Sehr problematisch ist die vielfach übliche Behandlung mit Cortisonpräparaten über längere Zeiträume, weil sie bedenkliche Nebenwirkungen haben kann. Sie greift massiv in das äußerst empfindliche Hormonsystem ein.

Die Haut gilt als Spiegel der Seele. Als Grenzorgan des Körpers deutet sie oft auf Probleme hin, die der erkrankte Mensch in der Abgrenzung zu seinem Umfeld hat, in dem er lebt. In der Naturmedizin sieht man Neurodermitis als eine typische Entgiftungskrankheit. Für die Heilung kommt es also auf den Einsatz wirksamer Entgiftungsmaßnahmen an. Wahrscheinlich lassen sich die hervorragenden Heilerfolge mit Cystus bei Neurodermitis unter anderem auf die entgiftende Wirkung dieser Heilpflanze aus Griechenland zurückführen, wenn auch nicht ausschließlich. Weitere wertvolle Heileigenschaften kommen hinzu.

Cystus hilft Neurodermitis-Kindern:
Ergebnisse einer viel versprechenden Studie

Professor Dr. Dr. Wiese betreut in seiner auf Allergien spezialisierten kinderärztlichen Gemeinschaftspraxis in Hamm mehr als 2000 Kinder mit Neurodermitis. Er berichtet von einer dramatischen Zunahme allergischer Erkrankungen bei Kindern: „Waren allergisch bedingte Krankheitsbilder früher in einer Kinderarztpraxis eher ein seltenes Problem, so kann man heute davon ausgehen, dass fast jedes zweite Kind vorübergehend oder aber auch über einen längeren Zeitraum ein allergisch bedingtes Krankheitsbild entwickelt." Vor allem geht es dabei um chronische Erkältungskrankheiten wie Bronchitis und Dauerschnupfen oder um Neurodermitis.

Aber noch eine andere dramatische Veränderung beobachtet Professor Wiese: Neurodermitis tritt bei Kindern heute immer früher auf. „Waren es früher vorwiegend Kinder im Vor- und Grundschulalter, die mit dieser Hauterkrankung geplagt waren, so liegt heute der Schwerpunkt der Ersterkankung im ersten bis dritten Lebensjahr"[7]

---

[7] G. Wiese, Gutachten über die Behandlung der Neurodermitis mit Cistrose-Tee, auszugsweise veröffentlicht in „Naturheilpraxis" Nr. 7/1996, S. 1096-1071. Die hier wiedergegebenen Zitate gehören nicht zu dem veröffentlichten Teil des Gutachtens.

Professor Wiese arbeitet bei der Behandlung dieser Kinder mit einem vielfältig variierenden Therapiekonzept, bei dem auch Akupunktur eine Rolle spielt. Cortison wendet er dabei grundsätzlich niemals an, um nicht in das gerade bei Kindern noch besonders empfindliche Hormonsystem einzugreifen. Außerdem verlaufen nach seiner Erfahrung bei Cortisonanwendung die nachfolgenden Krankheitsschübe nur um so heftiger.

In einer Studie mit 95 Kindern überprüfte Professor Wiese die Wirkung von Cystus-Tee bei Neurodemitis. Alle an der Studie beteiligten Kinder litten bereits fast ¾ ihrer bisherigen Lebenszeit (genauer: 69,3 bis 71,6 Prozent) unter dieser Krankheit. Und bei allen beteiligten Kindern hatten die bisherigen Therapiebemühungen keinen befriedigenden Erfolg gebracht.

Professor Wiese empfahl den Eltern, während des Versuchs die betroffenen Hautstellen zweimal täglich mit Cystus-Sud abzuwaschen und antrocknen zu lassen. Außerdem sollten die Kinder jeden Tag „ein Gläschen" von dem Tee trinken. Zur Herstellung des Tees sollte jeweils eine Hand voll Cistrose-Kraut fünf Minuten lang gekocht und dann abgeseiht werden.

Als Ergebnis zeigte sich nach zwei bis spätestens vier Wochen: Bei 80 Prozent der kleinen Patienten kam es bereits nach rund zwei Wochen zu einer klar erkennbaren Besserung des Hautzustandes. Ein eindeutiger Heilerfolg zeigte sich bei 64 Prozent der Kinder. Das ist ein ausgesprochen günstiges Ergebnis. Denn die übliche Versagerquote bei vergleichbaren Maßnahmen gegen Neurodermitis liegt bei 1/3 bis 1/2 aller Beteiligten.

Bei sieben Prozent der Patienten musste die Therapie schon nach wenigen Tagen wegen allergischer Reaktionen abgebrochen werden. Unklar blieb dabei allerdings, ob der Abbruch auf Cystus oder auf andere Ursachen zurückzuführen war. Bei allen weiteren am Versuch Beteiligten traten keinerlei Nebenwirkungen auf. Die Wirkung des Tees ließ auch bei langfristiger Anwendung selbst nach einem Jahr nicht nach. Viele Eltern konnten die bisher notwendige Dauertherapie reduzieren. Sie waren von der Tee-Anwendung sehr angetan, vor allem, weil sie den

Tee nur noch ein- bis zweimal pro Woche anzuwenden brauchten, nachdem einmal eine Besserung des Hautzustands bei ihren Kindern eingetreten war.

Die psychische Seite der Neurodermitis

Krankheit hat immer auch eine psychische Seite. Das gilt ganz besonders für Neurodermitis. Wenn bei dieser ausgesprochen schwer zu behandelnden Krankheit dauerhafte Heilerfolge erreicht werden sollen, ist es notwendig, die Psyche des Patienten stärker mit in die Behandlung einzubeziehen. Die meisten Ärzte sind auf Grund ihrer Ausbildung dazu jedoch nicht in der Lage. Sie haben nur gelernt, den Körper des Patienten isoliert in seinen Funktionen und Störungen zu sehen.

Eine der seltenen Ausnahmen stellt der Internist Dr. Frederich aus Darmstadt-Eberstadt dar. Er kennt die Tücken der Neurodermitis-Behandlung aus unterschiedlichen Perspektiven: Einmal aus seiner 17-jährigen Erfahrung als Arzt; vor allem aber, weil einer seiner Söhne sechs Jahre lang an Neurodermitis litt. Die Krankheit verschwand völlig, als der Vater sein Verhalten gegenüber dem kranken Sohn stillschweigend änderte. Der erreichte Erfolg brachte ihn auf den Gedanken, den familientherapeutischen Ansatz dieses Krankheitsbildes zu einem therapeutischen Konzept weiterzuentwickeln.

Dr. Frederich konnte bei seiner Arbeit mit Neurodermitis-Kindern und -Jugendlichen immer wieder beobachten, dass sich seine jungen Patienten einerseits sehr lieb und angepasst zeigten. Andererseits aber neigten sie dazu, ihm fast reflexartig grundsätzlich erst einmal zu widersprechen.

In einem ersten Anlauf ermutigte Dr. Frederich sie, das Programm ihres Überangepasstseins zu löschen. Er benutzte dabei Affirmationen wie diese: „Solange du dich deiner Haut nicht richtig wehrst, wehrt sie sich stellvertretend für dich!"

Als Reaktion der Eltern bekam er prompt zu hören: „Die

Neurodermitis ist zwar weg. Aber unser Kind ist jetzt doch deutlich unbequemer geworden!"

Weiter empfahl Dr. Frederich seinen jungen Neurodermitis-Patienten, ihre bisherige Strategie, andere mehr zu kritisieren als zu loben, aufzugeben. Stattdessen sollten sie in Zukunft eher darauf achten, wo sie mit anderen übereinstimmen könnten. Ihm war nämlich aufgefallen, dass seine jungen Patienten in einer großen Einsamkeit und Verlassenheit lebten – und das, obwohl sich ihre Eltern häufig äußerst intensiv um sie kümmerten! Eine seiner Routinefragen an jeden Neurodermitis-Patienten lautete: „Wo haben Sie sich in Ihrer Kindheit Trost geholt?" Niemals erhielt er dann die Antwort, die eigentlich zu erwarten wäre: „Bei Mutter oder Vater oder Oma oder Opa". Vielmehr erklärten alle dem Sinne nach: „Wenn ich Kummer habe, dann mache ich das mit mir allein aus. Trost hole ich mir bei meiner Katze."

Im Umgang mit den betroffenen Patienten und deren Eltern beobachtete Dr. Frederich immer wieder, dass in den Neurodermitiker-Familien ein inkonsequenter Erziehungsstil vorherrschte. Er führte für alle Beteiligten zu Verunsicherung und mangelndem gegenseitigen Vertrauen. Inkonsequenz bedeutet zum Beispiel, dass Vater und Mutter in der Erziehung gegensätzliche Positionen beziehen: Was der eine verbietet, erlaubt der andere. Ähnlich ungünstig wirkt sich auch autoritäre Bevormundung aus, etwa in dem Sinne: „Solange du deine Füße unter meinen Tisch steckst ...!!!" Kinder reagieren hierauf entweder durch Provokation, zum Beispiel mit Schuleschwänzen, extremen Haarschnitten oder Ähnlichem. Oder, wenn die von außen gesetzten Ängste zu stark sind, bietet sich ihnen die Krankheit als „Problemlöser" an. Ständiges Kratzen, bis hin zum Zerstören der eigenen Haut, ist ja zudem eine wirksame Provokation: Die ganze Familie beginnt, sich um den Kranken zu bemühen. Alles dreht sich auf einmal um seine Salben, Bäder, Ernährung, Heilkurorte. Der Neurodermitis-Kranke fühlt sich endlich ernst genommen, auch wenn er dafür einen hohen Preis zahlt.

Warum wählt sich der Patient – natürlich unbewusst – ausgerechnet diese Krankheit? – Zu den psychischen Bedingungen in

48

der Persönlichkeit des Kranken und in seiner Familie kommen immer zusätzliche Faktoren hinzu wie Erbanlagen, Ernährung, Stress, Umweltgifte, Jahreszeiten. Dennoch lohnt es sich, feste Rituale für das Zusammenleben in der Familie einzuführen, über die nicht mehr diskutiert wird, zum Beispiel das Schlafengehen und regelmäßige Mahlzeiten. Im ganzen geht es darum, das Kind zu mehr und mehr Eigenverantwortlichkeit zu ermutigen, Aufgaben selbst zu lösen – unabhängig von den Erwartungen der anderen.[8]

Cystus vernichtet Krebszellen

An der Universität Osnabrück gelang einer Reihe von Forschern vor kurzem eine faszinierende Entdeckung: Cystus-Extrakt ist im Laborversuch im Stande, das Wachstum von Brustkrebs-zellen ungewöhnlich stark zu hemmen.[9] Als nächster Schritt wäre eine Untersuchung an Krebspatienten erforderlich, um herauszufinden, ob Cystus sich hier in ähnlicher Weise bewährt. Weitere Forschungen in dieser Richtung sind dringend notwendig. Denn die Krebsforschung der Schulmedizin konnte in den letzten zehn Jahren kaum nennenswerte Fortschritte erzielen. Offensichtlich hat sie sich mit ihrem Dogma der Krebsbekämpfung durch Stahl, Strahl und Pharmagift in eine Sackgasse hinein manövriert, aus der sie nun nicht so leicht wieder herausfindet.

[8] Frederich 1997, 26-31.
[9] Annette Budke, Sigrid Wolf, Willi Hoppe, Eberhard Heymann: Cytostatische Wirkung einiger selten genutzter Nahrungspflanzen auf Mammacarcinomzellen in Kultur, Studie an der Universität Osnabrück.

Cystus kann noch mehr ...

Außer den bereits beschriebenen Krankheitsbildern lässt sich Cystus offenbar noch bei einer ganzen Reihe anderer Erkrankungen erfolgreich einsetzen, zum Beispiel gegen Kariesbakterien, vor allem aber gegen Streptokokken. Das sind Bakterien, die sich bei allen eitrigen Prozessen im Körper finden. Sie verursachen eitrige Mandelentzündungen ebenso wie gefährliche Herzmuskelentzündungen. Das LEFO-Institut für Lebensmittel und Umweltforschung in Ahrensburg fand in einer Untersuchung aus dem Jahre 1999 heraus, dass Cystus-Sud bei Magen-Darm-Erkrankungen selbst das aggressive Magenbakterium Helicobacter pylori wirkungsvoll in seine Schranken verweist.

In einer im Jahr zuvor am gleichen Institut durchgeführten Studie zeigten Cystusproben eine deutlich hemmende Wirkung auf das Wachstum von Streptokokken der Gruppe A. Sie zählen zu den Erregern von Mandelentzündungen (Angina), Wundrose (Erysipel), Scharlach und Mittelohrentzündung (Otitis media).

Bekannt ist weiter die wundheilende Wirkung von Cystus bei Hautentzündungen (Dermatitis) unterschiedlichster Arten, vor allem bei Hautausschlägen, wie Säuglinge sie bei Gebrauch von Windeln erleiden.

Eine besonders interessante Pilot-Studie über die entgiftende Wirkung von Cystus führte Professor Dr. Claus-Peter Siegers 1999 in Schleswig-Holstein durch. An einer Gruppe von acht Raucherinnen und Rauchern konnte er nachweisen, dass Cystus das Blut von Schwermetallen entgiftet. Bekannt ist: Bei starken Rauchern lässt sich eine erhöhte Cadmiumbelastung im Blut feststellen. Sämtliche Teilnehmerinnen und Teilnehmer an der von Professor Siegers durchgeführten Untersuchung rauchten pro Tag regelmäßig mindestens 15 und höchstens 25 Zigaretten. Das Alter der Versuchspersonen lag zwischen 28 und 56 Jahren. Blutuntersuchungen vor Beginn der Studie zeigten erhöhte Cadmiumbelastungen bei sämtlichen acht Teilnehmerinnen und Teilnehmern.

Während der vier Wochen dauernden Studie erhielten die Versuchspersonen jeden Tag 100ml Cystus-Sud zu trinken. Bei allen zeigte sich nach einem Monat eine deutliche Abnahme des Cadmiumspiegels im Blut.

Im Ergebnis bedeutet das: Cystus eignet sich, die Schwermetallbelastung des Organismus aus der Nahrung und aus Rauchgewohnheiten deutlich zu verringern. Cystus empfiehlt sich daher als Entgiftungsmaßnahme zum Ausleiten von Schwermetallen[10]. Angesichts der hohen Belastungen durch Nahrungsmittel und Umwelt sind solche Maßnahmen heute längst nicht mehr nur bei Rauchern notwendig. Unter Entgiftungsproblemen leiden inzwischen wir alle mehr oder weniger, selbst die Tiere in der Natur. Die Cistrose bietet hier wertvolle Chancen. Ihre Möglichkeiten sind noch längst nicht ausgeschöpft. Weitere Forschungsarbeiten werden aller Voraussicht nach zu interessanten neuen Ergebnissen führen. Cystus kann eben noch mehr ...

Hermes heute

Um mehr über die Heilpflanze der Götter Griechenlands zu erfahren, bin ich nach Glandorf gefahren, einem kleinen Ort am Fuße des Teutoburger Waldes. Ziel meines Besuchs war, den Hersteller der Cystusprodukte in Deutschland zu interviewen.

Ich dachte eine Fabrik vorzufinden, wie man sie sich üblicherweise vorstellt – mit Lagerhallen, betonierten Höfen, Produktionsstätten, Schornsteinen womöglich. Doch was ich fand, war ein Bauernhof. Ein Fachwerkhaus, dunkle Eichenbalken weiß ausgefächert, eine Bauweise, wie sie bei Bauernhäusern in Niedersachsen seit Jahrhunderten üblich ist. Das Haus duckt sich

---

[10] Professor Dr. med. Claus-Peter Siegers, Groß Sarau, in einer Cystus-Pilot-Studie zur Ausleitung von Cadmium bei Rauchern vom 5.11.99.

gegen den Boden; Versuchsfelder rundum im Gelände. Ein umfangreicher Erweiterungsbau entsteht, um alle Produktionsstätten an einem Ort zusammenzufassen. Mit seiner Fachwerkkonstruktion gleicht auch er eher einem stattlichen Bauernhof als einer Fabrik. Eine Remise, mit Glas ausgebaut, dient als Büro- und Lagerraum. Der Inhaber der Firma, die Cystus als Tee, als Sud und zu Cremes verarbeitet herstellt: der Biochemiker Dr. Georgios Pandalis, ein Mann, der offensichtlich genau weiß, was er will. Auf den ersten Blick ein Unternehmer, ein Tatmensch, aber einer mit viel Sensibilität – auf den zweiten Blick mit Liebe zur Schöpfung, zu den Geschöpfen, zu Tieren wie zu den Pflanzen. Das Gespräch mit ihm sollte ein langes Gespräch werden.

Dr. Pandalis ist Grieche und in Griechenland aufgewachsen. In seiner Heimat hat er Cystus früh kennen und schätzen gelernt, bei eigenen Verletzungen, den üblichen Kinderkrankheiten. Doch er erinnert sich auch, wie die Hebamme aus dem Dorf bei der Geburt seiner jüngeren Geschwister ins Haus kam und ihn in den Wald schickte, damit er Cystuskraut holen sollte. Sie pflegte daraus einen Teeaufguss zu kochen, mit dem sie die Wöchnerinnen und ihre Neugeborenen wusch. Dabei hätte der Junge viel lieber durchs Schlüsselloch geschaut, um ein wenig von den Geheimnissen mitzubekommen, wie neues Leben auf diese Welt kommt. Doch sie ereigneten sich hinter verschlossenen Türen. Und er blieb ausgesperrt.

Längst vergessene Erfahrungen während seines Studiums an Universitäten in Deutschland kehren im Laufe des Gesprächs wieder, auch aus der Zeit seiner beruflichen Tätigkeit als Biochemiker bei großen Pharmakonzernen. Dr. Pandalis ist selbst durch den Scheuersack gegangen. Er weiß aus eigener leidvoller Erfahrung, wovon er spricht, wenn unser Gespräch das Thema Pharma-Nebenwirkungen berührt. Er hat seine Arbeit bei den Pharmariesen damals hingeworfen, weil er sah, dass ihre Giftküchen ihm auf die Dauer keine zufrieden stellende Lebensaufgabe bieten würden. Sein Ziel war, alles ganz anders anzugehen, nämlich die Naturheilmethoden zu fördern. Doch mit solchen

Ideen stieß er bei seinen Chefs auf taube Ohren. So verließ er den Konzern und begann, selbst „sanfte" Mittel herzustellen, von denen er wusste, sie würden den Menschen helfen, statt ihrer Gesundheit zu schaden. Er forschte, erprobte, produzierte Naturprodukte, wo sie sich als wirkungsvoll erwiesen. Und er entwickelte seine Lehre von der Wirkung der urheimischen Pflanzen, über die das nächste Kapitel dieses Buchs berichtet. „Cystus ist ein Lebens-Mittel", betont Dr. Pandalis. Dabei bleibt kein Zweifel: Den Begriff „Lebens-Mittel" versteht er im wörtlichen Sinne als Möglichkeit, ein menschenwürdiges Leben zu führen.

Je länger dieses Gespräch dauerte, umso mehr fiel mir wie Schuppen von den Augen: Dieser Mann, der mir da gegenüber sitzt, ist ein Hermes – ist einer, der seine Wurzeln in der alten Kultur Griechenlands hat, obwohl er in Deutschland ausgebildet ist, eine deutsche Frau heiratete und mit seiner Familie in Deutschland lebt. Dieser Mann ist ein Wanderer zwischen zwei Welten. Wie der antike Hermes, einstmals zuständig für den Schutz der Reisenden und Händler, so ist auch er ständig unterwegs, ein Unruhiger, aber kein Ruheloser, – und einer, dem der Schalk im Nacken sitzt. Selbst darin erinnert er an den antiken Götterboten. Denn derber Humor, Schabernack, ist eine seiner in den alten Mythen immer wieder durchblitzenden Eigenschaften. Und vielleicht fällt diesem modernen Hermes heute die Aufgabe zu, die Botschaft alter griechischer Volksheilkunst in die moderne westliche Kultur hineinzutragen, ehe sie, wie so vieles an wertvollem Wissen um die Heilkräfte der Natur, endgültig verloren geht.

Warum urheimische Pflanzen
für unsere Ernährung wichtig sind

Urheimische Pflanzen sind für Dr. Georgios Pandalis diejenigen, die den Menschen in seinem Lebensraum umgeben. Ähnlich hatte ja schon Paracelsus vor rund 500 Jahren immer wieder dazu aufgefordert, die Heilmittel in den Pflanzen nahe dem eigenen Wohnort zu suchen – ein Grundsatz, der für die Ernährung ebenso wie für die Heilkunst gilt.

„Eure Heilmittel sollen Nahrungsmittel und eure Nahrungsmittel sollen Heilmittel sein", forderte Hippokrates schon vor mehr als zweitausend Jahren. Unser Körper ist am besten in der Lage, die für seine Gesundheit wertvollen Stoffe aus Pflanzen zu entnehmen, die er kennt, mit denen er selbst und seine Vorfahren immer wieder in Berührung gekommen sind.

Und was ist dann mit der Kartoffel? Oder mit der Tomate, der Banane und all den vielen Nahrungsmitteln, welche Seeleute und Weltreisende aus aller Herren Länder zu uns brachten? – Sind sie uns fremd geblieben oder gelten sie inzwischen als urheimische Pflanzen? Wenn ja – seit wann? Und wie lange braucht der menschliche Organismus, bis er eine Pflanze wieder erkennt und daher voll nutzen kann?

Dr. Pandalis versteht unter urheimischen Pflanzen „Gewächse, die ihren Ursprung in Europa haben oder seit Jahrhunderten hier angebaut werden." Häufig handelt es sich dabei um in Vergessenheit geratene Gewürz-, Gemüse- und Heilpflanzen, die reich sind an speziellen bioaktiven Substanzen, solange sie in ihrer ursprünglichen kraftvollen Zusammensetzung erhalten blieben.

Als mittelständisches Unternehmen hat seine Firma in den vergangenen Jahren rund 15 Millionen DM in die Erforschung dieser Pflanzen investiert. Damit der menschliche Regelkreis eine Pflanze als biologisch sinnvoll erkennt und akzeptiert, muss sie nach Dr. Pandalis nicht nur vollwertig sein, „sondern auch über mindestens zehn Generationen eine freundschaftliche Bekanntschaft mit ihm geknüpft haben". Erst nach so langer Zeit lässt sich beurteilen, ob der Organismus in der Lage ist, die notwendige Enzymausstattung zu bilden. Ist das nicht der Fall, so droht unserem Immunsystem die Belastung mit potenziellen Allergenen. Denn unser Körper hat nur ein begrenztes Repertoire an möglichen Immunantworten. Nur 10^{15} unterschiedliche Antikörper kann er bilden. Dann ist sein lebenserhaltendes Abwehrsystem erschöpft. „Deshalb konzentriert sich unsere Forschung ausschließlich auf Pflanzen, deren bioaktive Substanzen dem Organismus des Mitteleuropäers seit Jahrhunderten vertraut sind. Nur auf diese Weise", so der Biochemiker Dr. Pandalis, „lässt sich optimaler biologischer Nutzen ohne unerwünschte Nebenwirkungen garantieren."

Zu viele unbekannte Inhaltsstoffe in der Nahrung überfordern den Organismus

In der Tat: Noch niemals in seiner langen Entwicklungsgeschichte war der menschliche Organismus gezwungen, sich mit so vielen fremden Stoffen auseinander zu setzen wie in den vergangenen Jahrzehnten. Diese Überforderung bleibt nicht ohne Folgen. So können viele scheinbar gesunde Früchte und Pflanzen aus exotischen Ländern zu Nahrungsmittelunverträglichkeiten führen. Allergien und andere Gesundheitsstörungen nach dem Verzehr solcher Produkte sind längst kein Einzelfall mehr. Namhafte Ernährungswissenschaftler warnen deshalb, dass die im Vergleich zur menschlichen Entwicklungsgeschichte viel zu schnelle Nahrungsänderung zu Anpassungsproblemen führt. Die Anpassung an für den Organismus neue Nahrungsangebote braucht viele Generationen. Erhält unser Körper zu viele für ihn fremde Nahrungsmittel in zu kurzer Zeit, so tritt er in Alarmzustand, weil ihm die passenden Immunantworten fehlen.

Morphogenetische Felder
steuern die Nahrungsverwertung

Warum ist unser Körper offenbar nicht in der Lage, die Vielfalt des modernen Nahrungsangebots anzunehmen und voll zu erschließen? Wie kommt es, dass er mit Allergien und allerlei anderen Unverträglichkeiten darauf antwortet?

Eine brauchbare Erklärung für diese Reaktionen unseres Organismus könnte die Lehre des britischen Biologen Rupert Sheldrake von der Wirkung der morphogenetischen Felder liefern.

Vor rund zwanzig Jahren gelang es dem jungen Biochemiker Rupert Sheldrake, der damals an der Universität Cambridge lehrte, ein revolutionäres Erklärungsmodell zu entwickeln. Dieses Modell bringt Licht in das Dunkel der bisher so rätselhaften Frage, wie eigentlich die unterschiedlichen Lebensformen in der Natur entstehen. Zugleich stellt es das bisher geltende wissenschaftliche Weltbild so ziemlich auf den Kopf – und es erklärt, warum der menschliche Organismus nur solche Nahrungsangebote voll auswerten kann, die ihm seit vielen Generationen vertraut sind.

Natürlich stieß Sheldrake mit seinen Überlegungen zunächst auf Ablehnung. Wie das so vielen großen Denkern und Neuerern in der Geschichte der Menschheit geschah, versuchte man auch ihn als Spinner abzutun und auf ein Abstellgleis zu schieben. Es gab heftige Widerstände unter den etablierten Wissenschaftlern. Die bekannte Fachzeitschrift „Nature" erklärte Sheldrake zum „Kandidaten für eine Bücherverbrennung". Zugleich schrieb sie einen hohen Geldbetrag für die besten Forschungsarbeiten aus, die Sheldrakes Hypothesen entweder bestätigen oder widerlegen. Inzwischen lehrt man Sheldrakes Modell schon an den Universitäten, wenngleich noch ein wenig verschämt. Und ein deutscher Professor startete Untersuchungen, um Sheldrakes Thesen zu widerlegen. Doch er kam gegen seinen Willen zu dem Ergebnis, dass diese Thesen stimmten. Sheldrake selbst meldete sich beharrlich immer neu mit Forderungen und Vorschlägen über eine exakte wissenschaftliche Untersuchung seiner Thesen anhand von Beobachtungen und Experimenten in der Natur.[11]

Rupert Sheldrake ging von einigen merkwürdigen Erscheinungen aus, die man in der Natur beobachten kann. Sie brachten ihn auf die Idee, dass es Lebensfelder geben müsse, wie auch immer sie beschaffen sein mögen. Sie steuern offenbar alle grundlegend wichtigen Lebensvorgänge.

Ähnlich wie Salamandern verloren gegangene Gliedmaßen nachwachsen können, gibt es „niedere" Lebewesen, bei denen selbst aus einzelnen Teilen vollständige neue Tiere entstehen. Einen Plattwurm zum Beispiel kann man zerstückeln, und aus jedem Stück, aus einem Kopf, einem Schwanz, einer Seite oder sogar aus einer Scheibe entsteht wieder ein vollständiger Plattwurm. Woher wissen die Zellen der einzelnen Teile, dass sie sich zu einem ganzen vollständigen Lebewesen ergänzen sollen? Wie entwickeln sich Pflanzen aus einfachen Embryonen zur charakteristischen Form ihrer Art? Wie nehmen die Blätter von Weiden, Rosen und Palmen ihre typische Form an? Alle diese Fragen haben etwas mit dem zu tun, was die Biologen *Morphogenese* nennen, die Entstehung von Form (abgeleitet von den griechischen Wörtern *morphé* = Form und *génesis* = Erzeugung, Entstehen). Diese Frage ist eins der großen ungelösten Probleme der Biologie. Es muss eine Art Bauplan geben, der aber offenbar nicht in den Genen gespeichert ist. Denn alle Zellen des Körpers enthalten die gleichen Gene, gleichgültig, ob es sich um Augenzellen, Leberzellen oder die Zellen von Armen und Beinen handelt. Aber wenn sie alle identisch programmiert sind, warum entwickeln sie sich dann so unterschiedlich?

Sheldrakes Antwort lautet: Es sind morphogenetische Felder, die für die Entwicklung und das Aufrechterhalten der Körperform sorgen. Und ebenso gibt es morphische Felder, die die Wahrnehmung, das Verhalten und selbst die geistige Tätigkeit organisieren. Diese morphischen Felder enthalten eine Art Gedächtnis. Durch Wiederholung werden die Muster, die sie orga-

---

11 Sheldrake 1995.

nisieren, zunehmend wahrscheinlicher. Nichts anderes meint übrigens der Psychoanalytiker C.G. Jung mit seinem Begriff vom kollektiven Unbewussten als einem Sammelbecken, in dem alles Wissen der Menschheit aus allen Zeiten und Kulturen weiter vorhanden und abrufbar ist. Solche Überlegungen mögen auf den ersten Blick vielleicht ein wenig kompliziert erscheinen. Aber an ein paar Beispielen lassen sie sich leicht nachvollziehen.

Sheldrake sammelte viele Beispiele, die seine Theorie von den morphogenetischen Feldern stützen. Eins davon, das sich mit dem bisherigen Naturverständnis kaum erklären lässt, ist das „Meisenrätsel".

In Großbritannien beobachtete man schon lange Zeit vor dem Zweiten Weltkrieg, dass Meisen die Deckel der Milchflaschen aufreißen um von der Milch zu trinken, welche die Lieferanten morgens vor die Haustüren stellen.

Nun entfernen sich Meisen normalerweise nicht sehr weit von ihrem Nistplatz, nämlich höchstens 25 Kilometer. Dennoch tauchte die neue Gewohnheit der Meisen fast gleichzeitig auf der ganzen britischen Insel und selbst in Schweden, Dänemark und den Niederlanden auf.

Während des Zweiten Weltkriegs verschwanden die Milchflaschen praktisch ganz aus dem Straßenbild. Sie kamen erst um 1948 wieder in Gebrauch. Keine der Meisen, die das Öffnen vor dem Krieg gelernt hatte, konnte zu dieser Zeit noch am Leben sein. Dennoch setzte das Meisen-Milchtrinken überall schnell wieder ein.[12]

Ein anderes Beispiel: Vor fünfzig Jahren galt es unter den Pferdehaltern als unumstößliches Gesetz, dass Stacheldraht nie für Pferdeweiden verwendet werden könnte. Erschrockene oder umhertollende Pferde rasten direkt hinein und verletzten sich schlimm. Aber im Laufe eines halben Jahrhunderts hat das Pferd

---

[12] Sheldrake 1992, 223 f.

gelernt, sich vor Stacheldraht zu hüten. Selbst Fohlen verletzen sich inzwischen nur noch selten daran.

Als die ersten Autos auf den Straßen auftauchten, ging es im Pferdewagenverkehr drunter und drüber. Fahrzeuge gingen zu Bruch. Es gab Tote und Verletzte, wo Pferde einem Auto begegneten. Heute haben die Haustiere allgemein ihre Angst vor dem Auto verloren. Das geschah nicht einfach, indem Jungtiere von ihren Müttern lernten. Denn selbst wenn sie noch nie einem Stacheldraht oder einem Auto begegnet und von älteren Tieren getrennt aufgewachsen sind, reagieren Jungtiere heute generell nicht mehr so wie ihre Vorfahren vor hundert Jahren.

Es gibt viele solcher Beispiele. Am bekanntesten sind Experimente, in denen aufeinander folgende Generationen von Ratten gelernt haben, aus einem Wasserlabyrinth zu entkommen. Im Laufe der Zeit ist es Ratten in Laboratorien auf der ganzen Welt gelungen, dies immer schneller zu tun.

1982 stellte sich heraus, dass sich die durchschnittlichen Ergebnisse bei der Messung des IQs (Intelligenzquotienten) in Japan innerhalb eines Jahrzehnts nach dem Zweiten Weltkrieg um drei Prozent erhöht hatten. Kurz darauf stellte man in den USA – zur allgemeinen Erleichterung – fest, dass die IQs in den USA sich in ähnlichem Maße erhöht hatten.

In einem Experiment ließ man 1983 englisch sprechende Versuchspersonen unter gleichen Bedingungen zwei kurze türkische Reime auswendig lernen. Einer war ein alter Kinderreim, der Millionen von Türken geläufig ist. Der andere Vers war durch Umstellen von Silben „künstlich" geschaffen worden. Die Teilnehmer an dem Versuch lernten den echten Vers eindeutig schneller als den neu konstruierten.

Sheldrakes Erklärung für all diese Ungereimtheiten lautet: Alles, was irgendwo in der Welt jemals gelernt wurde, speichert sich in morphischen Feldern. Für alle Neulernenden ist dieses Wissen dann leichter abrufbar. Sheldrakes These hat man inzwischen in einer Fülle von Experimenten überprüft: an japanischen

Versen, an Koransprüchen, am Erlernen des früher gebräuchlichen Morsealphabets im Vergleich zu anderen Buchstabenanordnungen und an vielen, vielen Beispielen mehr. Immer wieder hat sich seine These bestätigt.

Doch zurück zur Lehre von der gesundheitsfördernden Wirkung urheimischer Pflanzen, von der wir ausgegangen sind: Alles, was seit Jahrhunderten in unserem unmittelbaren Lebensraum wächst, ist unserem Organismus vertraut. Er hat gelernt, die für seine Gesundheit lebensnotwendigen Wertstoffe aus diesen Nahrungsmitteln zu entnehmen. Bei Nahrungsmitteln, die aus fremden Kulturräumen zu uns eingeflogen werden, fehlt ihm diese Erfahrung. Wir überfordern unseren Körper, wenn wir ihn mit ständig wechselnden Importnahrungsmitteln aus aller Herren Länder ernähren. Unser Körper ist offenbar nicht im Stande, die für seine Gesundheit wichtigen Wertbestandteile durch Wiedererkennen herauszulösen und zu verwerten. Die Folge: Krankheiten entstehen aus einem Mangelzustand heraus – trotz (zu) vielfältigen Nahrungsangebots. Unser Organismus kann dieses Angebot nicht erschließen, weil er in der für ihn fremden Nahrung die Wertstoffe nicht wieder erkennt.

Aber: Ist Cystus aus Griechenland dann für uns in Deutschland eine urheimische Pflanze? – Die Antwort lautet uneingeschränkt: Ja. Griechen und Deutsche gehören beide der gleichen indogermanischen Rasse an. Zwischen beiden Kulturvölkern bestehen seit Jahrtausenden vielfältige Beziehungen, aus denen sich ein morphisches Feld aufbauen konnte, das beide Kulturen verbindet – selbst bei Menschen, die in Deutschland aufgewachsen sind und nie in ihrem Leben griechischen Boden betreten haben.

Pressemeldungen über Cystus

Die *Ärzte-Zeitung* berichtet am 1.07.1999 unter der Schlagzeile „Teegewächs ausgezeichnet":

Sud aus Teepflanze Cistus incanus wirkt antioxidativ

Neu-Isenburg (eb). Das Teegewächs Cistus incanus tauricus, besser bekannt als Cystus, ist jetzt von der Würzburger Gesellschaft Herba Historica e.V. mit der Bezeichnung „Pflanze Europas 1999" ausgezeichnet worden. Mehrere Phenole des Teekrauts sind Grundlage für seine Eigenschaft als Heilpflanze.

Nach Angaben von Professor Horst Robenek vom Institut für Arterioskleroseforschung der Universität Münster hat außer der medizinhistorischen Bedeutung auch die Vielfalt der aktuellen therapeutischen Möglichkeiten von Cystus davon überzeugt, das Gewächs auszuzeichnen.

Robenek erinnert daran, dass viele pflanzliche Phenole wie die Polyphenole in der lange Zeit in Vergessenheit geratenen Teepflanze antioxidativ wirksamer sind als Vitamin C und Vitamin E. Cystus-Sud enthalte zudem Polyphenole wie Flavan-3-ole und Flavonoidglykoside, die ausgeprägte antibakterielle Eigenschaften besitzen. Der Sud sei gegen Hautstörungen Jugendlicher sehr wirksam und bei bakteriell bedingten Entzündungen der Mund- und Rachenschleimhaut. In ersten Studien sei der Sud auch gegen Heliobacter pylori antibakteriell wirksam gewesen.

Die Zeitschrift *Naturheilpraxis* rückt in ihrem Bericht in Heft 10/99 stärker den Schutzeffekt der Cistrose bei Herz-Kreislauf-Problemen, gegen den Alterungsprozess der Haut und gegen unkontrolliertes Zellwachstum ins Blickfeld:

Pflanze Europas 1999

Die ... Teepflanze (Cystus) gehört zu den polyphenol-reichsten Pflanzen Europas. Diese Gerbsäureverbindungen besitzen Vitamincharakter (Vitamin P). In geringer Konzentration findet man sie auch in anderen Lebensmitteln, zum Beispiel Zwiebelschalen, Rotwein und verschiedenen Steinfrüchten.

Polyphenole entfalten im Organismus eine ausgeprägte antioxidative Wirkung, weit stärker noch als die Vitamine C und E es vermögen. Polyphenole schützen den Zellstoffwechsel, bewahren die Zellen vor unkontrollierter Vermehrung, stabilisieren Herz sowie Kreislauf (Rotwein-Effekt) und unterstützen die biologische Aktivität von Vitamin C, so die Deutsche Gesellschaft für Ernährung (DGE).

Zudem beugen Polyphenole der Hautalterung vor. Kosmetikproduzenten setzen sie deshalb gern als natürliche „Anti-Skin-Aged"-Substanzen ein.

Da bestimmte Polyphenole, wie Flavan-3-ole und Flavonoidglykoside, gleichfalls antibakterielle Eigenschaften besitzen, ist der Teesud überaus wirksam bei juvenilen Hautproblemen sowie bakteriell bedingten Entzündungen der Mund- und Rachenschleimhaut. Auch im Kampf gegen Heliobacter pylori hat sich ersten Studien zufolge Cystus-Sud ... als äußerst effizient erwiesen.

Die Vielfalt der therapeutischen Möglichkeiten, betonte die Jury, sei letztlich ausschlaggebend gewesen, Cystus zur „Pflanze Europas 1999" zu wählen.

In ihrem Juli-Heft 1999 berichtet die Zeitschrift *Gesundheit aktuell* mit folgenden Schlagzeilen über die Ergebnisse einer Reise in die Heimat der Cystus-Pflanze:

Wir waren unterwegs für Sie in: Griechenland

Cystus incanus tauricus – Planta europea 1999 – Pflanze des Jahres ´99 Europa

„Cystus" – phenolreichster Tee Europas
Wissenschaftler wählen Cystus zur „Pflanze Europas 1999"

In ihrem Augustheft 1999 greift die gleiche Zeitschrift das Thema Cystus noch einmal auf und weist auf die neueren Forschungsergebnisse hin:

> ... Wie aktuelle Forschungsergebnisse belegen, schützen Polyphenole aus Nahrungsmitteln den Zellstoffwechsel effektiv vor Angriffen freier Radikaler (...). Sie wirken sogar stärker als die dafür bekannten Vitamine E und C ...

Die Zeitschrift *Natürliche Medizin* fragt ihre Leserinnen und Leser bereits 1997: „Kennen Sie Cystus-Tee?" und empfiehlt, Cystus in der eigenen Hausapotheke ständig griffbereit zu halten.

> **Mit Cystus-Teekraut gegen Neurodermitis und Akne**
>
> ... Der aus den Blättern des immergrünen Cistrosenstrauches gewonnene Tee wird in Griechenland bereits seit Jahrhunderten getrunken. ... Dabei schmeckt der Cystustee nicht nur gut – er hilft sogar, Akne und Neurodermitis zu lindern!
> Das honigfarbene Getränk aus der Cistrose mit der würzigen Note versetzt den Genießer mit seinem Weihrauchduft in eine besinnliche, mystische Stimmung, die zum Entspannen und Meditieren einlädt ...
>
> **Das Universalkraut für die Hausapotheke**
> Cystus hat sich außerdem bei vielen anderen äußeren und inneren Erkrankungen als Naturheilmittel bewährt. Es sollte deshalb nicht nur im Teeregal, sondern auch in der Hausapotheke griffbereit stehen. Sein Wirkungsspektrum ist breit ...

Die *Zeitschrift für Phytotherapie* weist in einem Beitrag auf neuere Forschungsergebnisse über die Wirkung von Cystus-Tee auf die Leukozytenfunktion hin. Der Verfasser, Dr. Thomas Richter, betont die Bedeutung, die Cystus bei der Behandlung von Neurodermitis und bei entzündlichen Hauterkrankungen überhaupt spielt. Er stellt als Prognose: Mit Cystus „eröffnet sich möglicherweise ... einem künftigen Arzneimittel aus der europäischen Heilkunde eine große Zukunft."[13]

Dass Cystus ausgerechnet jetzt wieder entdeckt wird, ist sicherlich kein Zufall. Denn Cystus ist ein hervorragendes Mittel gegen etliche der modernen Zivilisationserkrankungen. Jede Zeit hat ihre typischen Krankheiten. Aber jede Zeit bringt auch die Heilmittel dagegen hervor, selbst wenn sie manchmal eine Weile auf sich warten lassen.

Ist Cystus ein Heilmittel für die typischen Krankheiten unserer Zeit? Diese Frage lässt sich am sichersten beantworten, wenn wir uns die modernen Zivilisationskrankheiten und die Ursachen für ihr Entstehen genauer anschauen.

Die Zahl der Zivilisationskrankheiten wächst ständig

Die Zahl der typischen Zivilisationskrankheiten nimmt in unserer Zeit auf unglaubliche Weise zu. Krankheitsbilder, die man früher kaum oder überhaupt nicht kannte, beschäftigen die Ärzte heute immer stärker. Heuschnupfen, Asthma, Rheuma, chronische Darmerkrankungen, Neurodermitis, Ausfluss, Harnwegsinfekte, Muskelschmerzen, Nervenlähmungen, Depressionen, chronische Bronchitis, trockene Augen, das Chronische Müdig-

---

[13] Zeitschrift für Phytotherapie 20/1999, 288.

keitssyndrom (CFS) sind hier zu nennen. Hinzu kommen: Immunabwehrschwäche-Erkrankungen, zu denen längst nicht nur Aids gehört, sondern letztlich wohl auch Krebs, die stark zunehmenden Pilzerkrankungen nicht nur an den Nägeln und der Haut, sondern im Darm, im Blut und den verschiedensten inneren Organen wie der Lunge oder der Leber sowie die Multiple Chemische Sensibilität (MCS), die sich vor allem durch häufige Übelkeit, Schwindelgefühle, Brechreiz und Kopfschmerzen bemerkbar macht.

Wenn die körpereigene Abwehr überfordert ist

Aus der Natur wissen wir, dass Pilze alles Kranke und Geschwächte befallen, um es in den Kreislauf der Natur zurückzuführen. Wenn also auch der Mensch zunehmend Lebensraum für Pilze bietet, müssen wir uns fragen, was ihn so geschwächt hat. Tatsache ist: Wir haben es heute in unserem Lebensumfeld mit Umweltbelastungen zu tun, wie sie in diesem Ausmaß noch nie da gewesen sind.

Nun hat der Organismus zwar offenbar die Fähigkeit, sich bis zu einem gewissen Grade an Gifte und Schadstoffe anzupassen. Dazu gibt es ein makabres Beispiel: Im 19. Jahrhundert hatten die in der Sprengstoffindustrie Beschäftigten täglich mit Nitroglyzerin zu tun. Dadurch litten sie zunächst ständig unter Kopfschmerzen. Doch je länger sie diesem Stoff ausgesetzt waren, desto geringer wurden ihre Beschwerden. Schließlich blieben die Kopfschmerzen ganz weg: ein Gewöhnungsprozess. Der Organismus passte sich dem Schadstoffeinfluss an. Aber damit war das Problem noch nicht gelöst: Bei den Sprengstoffarbeitern stellten sich die Kopfschmerzen nun im Urlaub und an den Wochenenden ein, wenn sie keinen Kontakt zu dem Nitroglyzerin hatten. Die Arbeiter nahmen sich daraufhin stets einfach etwas von dem Grundstoff für die Dynamitherstellung mit nach Hause und in den Urlaub. So blieben sie beschwerdefrei. Ihr Organismus hatte gelernt, mit dem Gift zu leben.

Die Gewöhnung an Schadstoffe stößt auf ihre Grenzen

Nur: Solche Gewöhnungsprozesse lassen sich nicht beliebig fortsetzen. Wir sind heute einer solchen Vielzahl von Schadstoffen ausgesetzt, dass unser Organismus sich ihnen nicht mehr anpassen kann. Er kann die Giftstoffe aber auch nicht mehr in vollem Umfang auf den ihm zur Verfügung stehenden Wegen ausscheiden. So bleibt ihm nur noch, sie zu speichern, sie in Knochen und Gelenken und in den Organen selbst abzulagern. Doch diese Lösung geht verständlicherweise auf die Dauer nicht gut. Chronische Krankheiten aller Art, Schmerzen und die unterschiedlichsten Ausfallerscheinungen, angefangen bei Rheuma bis hin zu Konzentrationsschwäche und allen möglichen schwer fassbaren Leiden, stellen sich ein.

Schon im Jahre 1990 stellte das Gesundheitsministerium des Landes Nordrhein-Westfalen fest, dass praktisch alle untersuchten Menschen mit dem Urin polychlorierte Biphenyle (PCB) ausscheiden. Außerdem fand man bei allen Blei und Cadmium im Blut und Quecksilber und Thallium in den Haaren. Selbst die Muttermilch enthielt PCB. Dabei handelt es sich um chemische Giftstoffe, die in Deutschland seit 1989 verboten sind, weil sie nachweislich Krebs erregen. Diese Gifte sind im Körper schwer abbaubar. Sie führen wahrscheinlich zu Unfruchtbarkeit. Denn bei Frauen, die keine Kinder bekommen können, fand man häufig zu hohe PCB-Werte im Fettgewebe.

Zivilisationskrankheiten
sind meist Entgiftungsprobleme

Einzelnen Schadstoffen kann unser Organismus durch Anpassung begegnen. Doch wenn ihre Zahl sich vervielfacht, ist er irgendwann überfordert. Wie ein Fass, das plötzlich überläuft, reagiert er dann mit heftigen Alarmsignalen. Vorher dagegen schien doch alles in Ordnung zu sein. Krankheitssymptome waren nicht spürbar. Umso unbegreiflicher sind für die Betroffenen diese ungewohnten Krankheitsreaktionen ihres Körpers.

Krankheiten als Versuch des Körpers, sich von Schadstoffen zu befreien

Der Körper versucht, sich auf diese Weise von Giften zu befreien, die ihm über Medikamente, Ernährung, Umweltschadstoffe und Infektionen zugeführt worden sind. Zunächst steigert er seine Entgiftungsarbeit über die ihm normalerweise zur Verfügung stehenden Darm- und Harnwege. Solange es ihm gelingt, die anfallenden Schadstoffe über diese Kanäle auszuscheiden, bleibt er gesund.

Erst wenn diese natürlichen Entgiftungswege nicht mehr genügen, sucht sich unser Organismus andere Ausscheidungsmöglichkeiten. Er scheidet Stoffwechselschlacken, Medikamentengifte, Umweltschadstoffe, unverträgliche Nahrungsbestandteile, Krankheitserreger und deren Stoffwechselprodukte über die Schleimhäute aus. So kommt es zu Dauerschnupfen, Nasennebenhöhlenentzündungen, chronischem Ausfluss aus der Scheide, Reizblase, wiederkehrenden Harnröhrenentzündungen und Darmentzündungen mit Neigung zu Durchfällen oder Darmkrämpfen.

Auch über die Haut versucht der Körper jetzt, den Müll loszuwerden, den er anders nicht mehr bewältigen kann. Daher treten

Hautausschläge, Ekzeme und Neurodermitis auf. Denn die Haut ist ein wichtiges Ausscheidungsorgan.

Selbst die Knochen, Gelenke und das Bindegewebe müssen nun häufig als Mülldeponien herhalten und so die inneren Organe und den Blutkreislauf von den im Körper kreisenden Abfallstoffen entlasten. So kommt es zu Schleimbeutelentzündungen, Sehnenscheidenentzündungen, Knorpelschwellungen, Ausfällungen von Giftstoffen an den Gelenkflächen, Gelenkkapseln und Knochenhäuten, oft auch an den Verbindungsstellen von Muskeln, Sehnen, Bändern und Knochen. Das alles sind im Grunde nichts anderes als verzweifelte Versuche des Körpers, den sich ansammelnden Müll loszuwerden.

Wenn der Körper den Kampf aufgibt

Irgendwann ist der Punkt erreicht, an dem sich der Organismus gegen die Fülle der Giftstoffe nicht mehr wehren kann, weil seine Entgiftungsmöglichkeiten endgültig zugestopft sind. Er resigniert. Es kommt zu der so genannten Regulationsstarre. Sie ist Voraussetzung für jedes Krebsgeschehen. Krebs ist ja im Grunde Ausdruck fehlender Abwehr. Denn bei jedem gesunden Menschen entstehen laufend Tausende von Krebszellen. Insofern ist Krebs etwas völlig Normales. Er ist Bestandteil eines jeden lebendigen Geschehens. Bei der gewaltigen Zahl neuer Zellen, die der Körper ständig neu produziert, sind immer ein paar Fehlexemplare dabei. Nur: Bei gesunden Menschen erkennt die körpereigene Abwehr die Krebszellen und vernichtet sie. Nicht die Krebszelle ist also das Krankhafte, sondern die fehlende Reaktionsfähigkeit des Körpers. Wo es gelingt, die gesunde Abwehrreaktion wieder herzustellen, rückt auch das Krebsproblem einer Lösung näher.

Symptome bekämpfen genügt nicht

Die Schulmedizin sieht Krankheit im Allgemeinen als isolierte Störung des jeweils betroffenen Organs an. Dementsprechend setzt sie mit ihrer Behandlung bei dem Organ an, an dem sich die Symptome zeigen. Die Kranken erhalten Medikamente, die das Symptom beseitigen. Doch wenn die Krankheitserscheinungen Versuche des Körpers sind, auf Ersatzwegen zu entgiften, dann stopft man mit dem Beseitigen der Krankheitssymptome diese Ausscheidungsmöglichkeit zu. Nasentropfen mit Schleimhaut abschwellender Wirkung, Cortisoncreme für die Haut, Antibiotika für die Scheide und alle möglichen anderen Organe, Antirheumatika, Durchfallblocker und ähnliche Mittel schließen das Ventil, über das der Organismus entgiften wollte. So bleibt dem Körper nur noch das Ablagern in innere Räume. Die Krankheit frisst sich also tiefer in den Körper hinein. Wenn auch diese Möglichkeiten mit Antirheumatika oder Cortison blockiert sind, lagert der Körper die Giftstoffe nur noch. Es kommt zu einer Reaktionsstarre. Sie gilt als Vorstadium der Krebsentwicklung.[14] Heilung setzt hier sinnvollerweise im Eröffnen möglichst vieler und wirksamer Entgiftungsmöglichkeiten an.

Hinschauen ist alles

In diesem Buch geht es nicht darum, ein Horrorszenario zu entwickeln oder Endzeitstimmung zu schüren. Nur: Ständig um die Probleme herumzureden führt zu keiner Lösung. Uns bleibt nichts weiter übrig als hinzuschauen, so unangenehm uns die Bilder sein mögen, die wir sehen. Nur so haben wir die Chance, uns auf die schwierigeren Lebensbedingungen um uns herum einzustellen und dennoch ein gesundes, einigermaßen lebenswürdiges Leben zu führen. Oder anders ausgedrückt: Wir kön-

---

[14] Braun von Gladiss 1991, 21.

nen unsere Gesundheit nur dann durch geeignete Entgiftungsmaßnahmen schützen und wiederherstellen, wenn wir uns die
Bedrohungen, die sich gegen unsere Gesundheit richten, zunächst einmal genau zur Kenntnis nehmen.

Die wichtigsten Ursachen für das ungewöhnlich starke Zunehmen von Zivilisationskrankheiten

Ursachen für das Entstehen der modernen Zivilisationskrankheiten gibt es bündelweise. Das Tückische an ihnen ist, dass niemals nur eine Ursache allein wirkt. Einzelnen gesundheitsschäd-
lichen Einflüssen gegenüber könnte unser Organismus sich ja
noch anpassen. Aber in ihrem Zusammenwirken verstärken sie
sich auf geradezu unheimliche Weise. Und eines Tages kann unser Organismus mit ihnen nicht mehr fertig werden. Das Fass
läuft über ...

> Krankheiten befallen uns nicht aus heiterem Himmel, son-
> dern entwickeln sich aus täglichen Sünden wider die Natur.
> Wenn sie sich gehäuft haben, brechen sie scheinbar auf ein-
> mal hervor. Hippokrates (um 460-377 v. Chr.)

Medikamentengifte stören die körpereigene Abwehr

Der immer stärkere Einsatz von Antibiotika, Sulfonamiden, Cortison, Hormonpräparaten (z.B. Antibabypille) und anderen
schädlichen Wirkstoffen fördert das Pilzwachstum, indem er die
körpereigene Abwehr in ihrem Reinigungsbemühen schwächt
und unterdrückt. Die genannten Medikamente vernichten nicht
nur krankheitserregende Bakterien, sondern mit ihnen auch die
wichtigen, uns schützenden Darmbakterien. Wo diese fehlen,
breiten sich Pilze dann ungehindert aus.

70

Umweltsmog

Der ständig zunehmende Elektrosmog durch Strom und immer mehr Funk- und Fernsehwellen, Mobiltelefone, Satellitenfunk und ein sich ständig weiter ausbreitendes Radarsystem, die zunehmende Belastung durch Gifte in Umwelt und Nahrung sowie durch erhöhte Radioaktivität schädigen unseren Organismus in seiner Abwehrfähigkeit deutlich.

Inzwischen gibt es mehrere wissenschaftliche Untersuchungen, die gehäuft Krebserkrankungen bei Menschen gefunden haben, welche jahrelang in der Nähe von Hochspannungsleitungen oder von Elektroleitungen der Eisenbahnlinien gewohnt haben. Gerichtsentscheidungen erkennen solche Zusammenhänge inzwischen ebenfalls an.[15]

Wir sind, was wir essen

Hinzu kommen falsche Ernährungsgewohnheiten mit zu viel Zucker, Weißmehl, Fleisch und tierischen Fetten und zu viel Alkohol. Dagegen ernährten sich die Menschen früher weit gesünder. Zucker und Weißmehl galten als Luxusgüter. Und die Möglichkeiten, Nahrungsmittel zu konservieren, waren begrenzt.

Heute ernähren sich viele Menschen überwiegend von Fastfood, besonders Jugendliche. Selbst gekochte Mahlzeiten bekommen Seltenheitswert. Das wäre nicht einmal so schlimm, wenn Rohkost und Obst an ihre Stelle träten. Doch Pommes, Hamburger und Süßigkeiten sind tote Nahrung. Sie erhält die Menschen nicht lebendig, sondern raubt ihnen zusätzlich Lebensenergie.

Zucker und alles konzentriert Süße wie Marmelade, Honig, Rübenkraut und ähnliche Brotaufstriche, jedes Zuviel an Brot- und Getreideerzeugnissen, Kuchen, Kekse, alles aus Weißmehl Gebackene, gärfreudige Säfte, alkoholische Getränke, auch Bier

---

15 Becker 1991.

und Wein, zuckerhaltige Getränke aller Art, nicht nur Cola – sie schaden der Gesundheit. Und sie sind Kraftfutter für den Hefepilz Candida albicans.

Schwermetallbelastungen

Die Zunahme chemischer Gifte im Körper, allen voran Quecksilber aus dem Amalgam der Zahnfüllungen, übersteigt inzwischen bei vielen Menschen längst die von der Weltgesundheitsorganisation (WHO) festgesetzten Grenzwerte. Ähnliches gilt für Cadmium, das wir über die Nahrung und Umwelt aufnehmen. Allein durch Passivrauchen erhöht sich die Cadmiumaufnahme noch einmal um mehr als das Doppelte.

Dauernde übermäßige Quecksilberbelastungen führen dazu, dass der Organismus eine erhöhte Allergiebereitschaft entwickkelt. Er reagiert dann auch auf Einflüsse allergisch, die er bislang vertragen hat. Typisch für diese erhöhte Allergiebereitschaft ist das Auftreten allergischer Erkrankungen wie Heuschnupfen, Allergien auf Hausstaub, Milben, Gräser und Blütenpollen. Weitere Krankheitszeichen sind: Schnupfen, Asthma, Hautekzeme, Kopfschmerzen, Bauchschmerzen, Muskelzittern, Haarausfall, Ausschlag im Gesicht und am Mund, Rückenschmerzen, Schwindelgefühle, Übelkeit, Störungen der Regel, Gedächtnisstörungen, Schlaflosigkeit, Erregbarkeit, Antriebslosigkeit, Depressionen und unbestimmte Ängste.

Dauerhaft überhöhte Cadmium-Einwirkungen führen häufig zu einer verzögerten Ausscheidungsarbeit der Nieren. Die Folge davon ist, dass der Körper sich Ersatz-Ausscheidungswege über die Schleimhäute der Nase, des Mundes und der Scheide sucht und die Schadstoffe verstärkt in den Knochen und Gelenken ablagert. Es kommt zunächst nur zu geringen Nierenfunktionsstörungen. Die Nierenwerte sind leicht erhöht, liegen aber im Grenzwertbereich. Bluthochdruck tritt auf, der sich durch die üblichen Medikamente schwer beeinflussen läßt. Es kommt zu chronischen Reizzuständen der Harnwege wie Reizblase, Harnröhrenentzündung, Nierensteinbildung und Harnleiterkoliken. Dauerschnupfen, Geruchsstörungen, Haarausfall, Ekzeme, Skelettschäden, Veränderungen an der Wirbelsäule und an den Hüftgelenken treten verstärkt auf. Und auch hier finden sich wieder Störungen des Zentralnervensystems, Überreizungszustände des Herz-Kreislauf-Systems, Hormonstörungen, Depressionen, Unregelmäßigkeiten im Bio-Rhythmus und im Schlaf-Wach-Rhythmus. Solche Störungen versteht man dann häufig als psychosomatisch bedingt. Doch sie widerstehen jeder psychotherapeutischen Behandlung.[16]

Kunstdünger

Das Verlassen des natürlichen Pflanzenanbaus führt zu einer Überlastung des Bodens mit Nitraten. Sie belasten das Trinkwasser und erhöhen die Krebsgefahr.

Auf der anderen Seite kommt es durch die Intensivbewirtschaftung zu einem Auslaugen des Bodens. Wertvolle Mineralien wie Selen und Zink fehlen immer stärker. Zink braucht der Organismus des Menschen aber gerade, um Schwermetallgifte auszuscheiden. Selen spielt eine wichtige Rolle bei der Bekämpfung von so genannten „freien Radikalen". Solche freien Ionen verbinden sich sehr leicht selbst mit ruhenden Krebszellen und stärken sie. Deshalb sind Selen und Germanium als „Radikalenfänger" von besonderer Bedeutung. Doch in den ausgelaugten Böden findet man sie als Spurenelemente bei uns kaum noch.

Trinkwasserbelastungen

Energetisch totes Trinkwasser, das mit Nitrat und Pestiziden belastet ist, kann uns die notwendige Lebensenergie kaum mehr vermitteln. Dabei braucht unser Körper mindestens 1½ Liter

---

16 Braun von Gladiss 1991, 156 ff.

Wasser pro Tag, um seine Entgiftungsarbeit über die Nieren leisten zu können.

Der Mensch besteht zu etwa 65 bis 70 Prozent aus Wasser. Alles Leben kommt aus dem Wasser. Wasser dient dem Organismus des Menschen als „Kläranlage". Es nimmt die anfallenden Stoffwechselschlacken auf und leitet sie über die Lymphe und das Blut aus dem Körper. Je höher der Körper mit Schadstoffen belastet ist, umso wichtiger wird es, ihm reichlich unbelastetes Wasser zuzuführen. Durchspülen ist eine der wirksamsten Möglichkeiten, Giftstoffe aus dem Körper loszuwerden.

Missbrauch von Genussmitteln

Genussmittel aller Art wie beispielsweise Rauchen, Kaffee, Alkohol und Drogen belasten den Körper stark. Rauchen und Kaffeetrinken erhöhen das Krebsrisiko deutlich. Koffeinfreier Kaffee bietet keine brauchbare Ersatzlösung, weil er Krebs erregende Stoffe aus dem Entkoffeinisierungsprozess enthält.

Hektik selbst bei den Mahlzeiten

Durch unkonzentriertes, hastiges Essen in zu reichlichem Maße kann das für den Verdauungsvorgang wichtige Einspeicheln im Mund nicht hinreichend stattfinden. Ein großer Teil der Nahrung wird daher nicht mehr richtig verwertet und geht im Darm in Gärung und Fäulnis über. Das fördert die falschen Bakterien und Pilze in ihrem Wachstum.

Stress und Reizüberflutung

Stress, Unruhe in der gesamten Lebensführung, ständige Berieselung durch Fernsehen und Radio, Verkehrslärm, berufliche Überforderung, Kummer, negatives Denken, Hetze, Termindruck, Angst und Aufregung schaden der Gesundheit.

Nach neueren wissenschaftlichen Untersuchungen leidet heute rund ein Drittel aller Kinder und Jugendlichen unter psychosomatischen Krankheitsbeschwerden. Vor allem Mädchen sind betroffen. Sie klagen über Allergien, Asthma, Bronchitis, Hautausschläge und Neurodermitis. Verantwortlich sind längst nicht nur die Schadstoffe aus dem Lebensumfeld. Ursachen sind Stress durch massive Reizüberflutung – nicht nur, aber auch durch die modernen Massenmedien – und Überforderung durch von den Eltern ausgeübten Leistungsdruck. Auch leiden die Kinder häufig unter den Beziehungskrisen der Eltern. „Der Körper sucht sich zur Gegenwehr ein Ventil und findet es in allen möglichen Krankheiten" – so der bekannte Bielefelder Gesundheits- und Jugendforscher Professor Klaus Hurrelmann.

Fehlende Geborgenheit

Das fehlende Sich-eingebettet-Fühlen in eine kosmische Ordnung und in die Natur fördert das lebensschädliche Gefühl der Sinnlosigkeit und des Alleingelassenseins.

In Deutschland geht inzwischen ungefähr jede dritte Ehe in die Brüche. In den USA liegt die Zahl der Scheidungen noch höher. Die Menschen leiden unter mangelnder Geborgenheit in einer festen Gemeinschaft und unter dem Gefühl des Isoliertseins.

Die Sehnsucht nach einer festen religiösen Bindung besteht noch immer, vor allem bei jungen Menschen. Aber die Amtskirchen können den Menschen offenbar nicht mehr das bieten, was sie suchen. So haben Sekten leichtes Spiel.

Die Vorteile pflanzlicher Ernährungsweise

Nutzpflanzen nehmen Schadstoffe durch künstliche Düngung, durch Schädlingsbekämpfung sowie aus der Luft und über das Wasser auf.

Tiere, die sich von diesen Pflanzen ernähren, speichern die in den Pflanzen enthaltenen Schadstoffe im Laufe ihres Lebens in ihrem Körper. Ein Ausscheiden der Schadstoffe ist ihnen nur teilweise möglich. Zusätzlich gelangen Antibiotika und andere Medikamente, oft auch – verbotene – Hormone als Mastmittel auf direktem Wege in den Organismus der Tiere.

Beim Verzehr von Fleisch nehmen die Menschen die in den Pflanzen *und* in den Tieren gespeicherten Giftstoffe in ihrem Körper auf. Hinzu kommen weitere Gifte, die durch Einnahme von Medikamenten sowie durch Schadstoffe aus der Luft und aus dem Trinkwasser direkt in den Körper des Menschen gelangen. Nur einen Teil dieser Giftstoffe kann er wieder ausscheiden.

Bei vegetarischer Ernährung greift der Mensch direkt auf die Pflanzen als Nahrungsquelle zurück. Die in den Tieren konzentriert gespeicherten Schadstoffe nimmt er dagegen nicht auf. Menschen mit vegetarischer Ernährungsweise belasten ihren Körper daher weit weniger mit Giftstoffen.

Wirksame Möglichkeiten, wie Sie Ihren Körper entgiften können

Fasten mit Cystus

Fasten ist eine hervorragend geeignete Möglichkeit, um den Körper zu entgiften. Während des Fastens zehrt der Körper von seinen Reserven. Vor allem geht er an den Verbrauch seiner Fettvorräte. Dabei werden alte Schlacken und Giftstoffe freigesetzt und anschließend ausgeschwemmt.

Heilfasten spielt seit Jahrtausenden in den unterschiedlichsten Kulturen eine wichtige Rolle als Möglichkeit, den Körper von Schlacken und Giften, die sich im Laufe der Zeit angesammelt haben, zu reinigen.

Fasten ist nichts Künstliches. In der Natur gehört wochen- und monatelanges Fasten zum festen Jahresrhythmus vieler frei

76

lebender Tiere. Das gilt für Hochgebirgswild wie Steinbock und Gämse zum Beispiel, aber ebenso für Fische und Vögel. Lachse fasten, während sie flussaufwärts ziehen, viele Hunderte Kilometer zurücklegen und laichen. Die Zugvögel fasten während der größten Anstrengungen eines Jahres, dem Flug oft über 5000 Kilometer in den Süden und am Ende des Winters wieder zurück in den Norden, in Zeiten größter Hochleistung also.

Tiere, die noch nicht übermäßig von der Natur entfremdet sind, verweigern die Nahrungsaufnahme, wenn sie sich eine schwere Verletzung oder eine Krankheit zugezogen haben: Sie fasten. Genauso reagieren Säuglinge und kleine Kinder. Sie verhalten sich unbewusst richtig. Ihr kranker Organismus holt sich die zur Heilung notwendige Energie aus den körpereigenen Vorräten und nicht aus zugeführter Nahrung. Der Körper spart dadurch Kraft. Denn rund dreißig bis vierzig Prozent der mit der Nahrung aufgenommenen Energie werden für die Stoffwechseltätigkeit verbraucht. Entlastet man den Körper von dieser Arbeit, so kann er sich mit aller ihm zur Verfügung stehenden Kraft dem Heilungsprozess widmen.

Für viele Menschen ist Fasten ein Anreiz, einige überzählige Pfunde abzuspecken. Aber während der Fastenzeit können Sie sich auch sehr gut aus der Abhängigkeit von Medikamenten und Genussmitteln lösen.

Für viele Fastende ist es eine neue und wichtige Erfahrung, dass sie sich auch ohne die Hilfskrücken aus Aufputsch- und Beruhigungsmöglichkeiten in ihrem Leben fortbewegen können.

Fasten gilt als die beste Vorbeugungsmaßnahme gegen Krankheiten jeder Art. Es senkt die Risikofaktoren wie zu hohen Blutdruck und zu hohe Blutfettwerte. Es heilt Stoffwechselerkrankungen und ist alles in allem die wirkungsvollste und zugleich ungefährlichste Methode zur Reinigung des Körpers. Beim Fasten handelt es sich um eine biologisch hochwirksame Möglichkeit zur Entgiftung und zur Erhaltung der Leistungsfähigkeit.

Wenn der Körper vom normalen Verdauungszyklus entlastet wird, beginnt er, Schlacken auszuschwemmen und zu verbrennen. Bei diesem Entstressungsvorgang können alte Krankheiten noch einmal aufflackern, die nicht vollkommen auskuriert oder mit Medikamenten unterdrückt worden sind. Manchmal kommt es dabei zu einer Überschwemmung des Blutes mit Giftstoffen. Sie kann zu Kopfschmerzen und Abgeschlagenheit führen. Häufig zu beobachtende Erscheinungen sind eine belegte Zunge und fauliger Mundgeruch. Mitunter entstehen Pickel oder Hautunreinheiten. In Extremfällen kann das Betttuch am Morgen braun sein von dem durch die Haut ausgeschiedenen Schmutz, wenn die Ausscheidungsfunktion der Nieren allein die Entschlackung nicht mehr schafft.

Dieser Reinigungsprozess dauert normalerweise bis zu vierzehn Tagen. Nach dieser Zeit verschwinden die beschriebenen Symptome von selbst wieder.

Worauf Sie beim Fasten achten sollten

- Menschen, die annähernd gesund sind, können durchaus allein fasten. Leichter fällt vielen allerdings das Fasten in einer Gruppe. Selbsthilfegruppen, deren Mitglieder – mit oder ohne Begleitung durch Experten – gemeinsam fasten, gibt es heute in fast allen Städten.

- Am geeignetsten hat sich eine Fastendauer von ungefähr zwei Wochen erwiesen.

- Nehmen Sie während dieser Zeit keinerlei feste Nahrung zu sich.

- Trinken Sie viel, möglichst zwei bis drei Liter pro Tag. So können die Nieren die anfallenden Schlackenstoffe am besten ausscheiden.

- Bewegen Sie sich viel an frischer Luft. Gehen Sie möglichst jeden Tag mehrere Stunden lang spazieren. Bewegung erleichtert es dem Körper, die Schlackenstoffe über die Lymphbahnen abzutransportieren.

- Während des Fastens trinken Sie am besten täglich drei Tassen Cystus-Tee über den Tag verteilt. So fördern Sie die Entgiftung Ihres Körpers besonders stark. Im übrigen trinken Sie am besten Kräuter- und Früchtetees, die Sie gern mögen, vor allem aber viel Mineralwasser.
- Wichtig ist, während des Fastens für eine gute Darmentleerung zu sorgen. Am besten trinken Sie dreimal täglich ein Glas Kombucha.[17] Auf diese Weise regen Sie die Darmtätigkeit an, entgiften Ihren Körper zugleich zusätzlich und führen ihm wichtige Mineralstoffe und Vitamine zu. Das Teepilzgetränk Kombucha können Sie in Naturkostläden, vielfach auch schon in Supermärkten bekommen. Preiswerter ist es, sich das Getränk selbst herzustellen. Das ist kaum schwieriger als Tee kochen.
- Nach Beendigung des Fastens sollten Sie drei Tage lang vorsichtig mit Obst und Gemüserohkost zu essen beginnen. Ihr Körper muss sich langsam erst wieder an feste Nahrung gewöhnen.

Teilfasten

Wenn Sie nicht so gern auf jede feste Nahrung verzichten möchten, ist das Teilfasten vielleicht eher eine für Sie geeignete Möglichkeit, um die Entgiftung Ihres Körpers zu fördern.

---

[17] Näheres über die vielfach erprobte heilende und entgiftende Wirkung des Teepilzgetränks Kombucha erfahren Sie in dem Buch: Dr. Günter Harnisch, Kombucha – geballte Heilkraft aus der Natur. Leben-das-aus-dem-Meer-stieg-Tee, 3. Auflage, Turm Verlag, Bietigheim 1997. Darin finden Sie auch eine Anleitung zum Selbstherstellen von Kombucha und Hinweise, wo Sie den für Ihre Kombucha-Produktion notwendigen Startansatz bekommen. Kombucha gibt es in Deutschland seit dem Ersten Weltkrieg. Der Teepilz kann daher bereits als urheimisch gelten. Zumindest ist er im Begriff, sich bei uns in Westeuropa zum urheimischen Getränk zu entwickeln.

Beim Teilfasten verzichtet man eine Zeitlang auf Fleisch, Eier, Milchprodukte und auf Alkohol. Die Ernährung besteht aus Rohkost, Obst, Reis oder Kartoffeln, die sich mit Kräutern würzen oder mit Früchten verfeinern lassen. Wichtig ist auch hier, viel zu trinken, mindestens zwei bis drei Liter pro Tag. Am besten eignen sich Cystus-Tee, Kombucha und Mineralwasser.

Schon ein Teilfastentag pro Woche bringt eine Menge für Ihre Gesundheit, wenn Sie ihn regelmäßig durchführen. Sie können die Teilfastenkur auch über mehrere Tage oder ein bis zwei Wochen lang durchführen. Der Vorteil: Sie verlieren nebenbei ein paar überflüssige Pfunde an Gewicht. Aber das eigentliche Ziel ist die verstärkte Entgiftung Ihres Körpers.

Heilerde entgiftet

Heilerde hat eine hervorragend entgiftende Wirkung. Sie bindet Schadstoffe aus der Umwelt, die unser Körper aufgenommen hat, ebenso aber auch schädliches Cholesterin. Und sie reinigt den Darm. Ganz gleich, ob Sie fasten oder nicht, mit drei mal täglich einem Teelöffel voll Heilerde unterstützen Sie den Reinigungsprozess Ihres Körpers von alten Schlackenstoffen auf hervorragende Weise.

Die Ölziehkur

Ein altes Volksheilmittel aus der Ukraine zur Reinigung des Körpers von Krankheitsstoffen, Schlacken und Giften ist die Ölziehkur. Vor allem der Initiative der bekannten Naturärztin Dr. Veronica Carstens verdanken wir es, dass dieses ebenso einfache wie wirksame Volksheilmittel sich bei uns im Westen immer stärker durchsetzt. Die Reinigung des Organismus erfolgt dabei über die Mundschleimhäute, indem man/frau jeden Tag ungefähr eine Viertelstunde lang Sonnenblumenöl (oder auch anderes Pflanzenöl) im Mund hin und her bewegt.[18]

Wie Sie Cystus am besten anwenden

Cystus-Sud kann äußerlich und innerlich angewendet werden:

- Zum Trinken bei Candida, Neurodermitis, Akne, Halsentzündungen, eitriger Mandelentzündung, Magen-Darm-Erkrankungen und zur allgemeinen Entgiftung.
- Zum Gurgeln, zum Beispiel bei Halsschmerzen, Mandelentzündung, Prothesendruckstellen und zur Mundpflege. Cystus vermindert die Zahl der Karies verursachenden Bakterien und beseitigt Mundgeruch.
- Für Sitzbäder zur Pflege des Anal- und Genitalbereichs bei Pilzerkrankungen, Hämorrhoiden, Hautirritationen oder Verletzungen.
- Für Vollbäder als Haut- und Wundschutz – verdünnt auch für Säuglinge.
- Für Waschungen und zur antiseptischen Reinigung bei Akne, Neurodermitis und unreiner Haut.
- Zur Desodorierung, Desinfektion und Reinigung der Füße und Achselhöhlen.

Behandeln der Haut mit Cystus-Creme

Zur Ergänzung der äußeren Anwendung mit Cystus-Sud gibt es die Cystus-Creme. Basis für ihre Herstellung ist konzentrierter Cystus-Sud. Hinzu kommen hochwertige Pflanzenöle. Sie wirkt vor allem bei Akne, Neurodermitis und Unreinheiten der Haut. Cystus-Creme strafft und regeneriert die Haut, gibt ihr jugendliche Frische und Straffheit, spendet Feuchtigkeit und unterstützt den Regenerierungsprozess der Haut bei Krankheiten und Verletzungen.

---

[18] Näheres über Anwendung und Heilerfolge der Ölziehkur finden Sie in folgendem Buch: Dr. Günter Harnisch, Die Ölzieh-Therapie – Eine ungewöhnlich wirksame Naturheilmethode zur Selbstbehandlung, Turm Verlag, Bietigheim 2000.

Die Anwendung von Cystus-Sud:

Cystus-Sud können Sie fertig in Flaschen abgefüllt kaufen oder aus Cystus-Teekräutern selbst herstellen.

Trinken Sie abends vor dem Schlafengehen eine Tasse Cystus-Tee schluckweise. Der Tee schmeckt angenehm würzig-aromatisch, fast ein wenig harzähnlich.

Cystus-Sud enthält keine Konservierungsstoffe. Die geöffnete Flasche hält sich im Kühlschrank etwa fünf bis sieben Tage.

Für ihr Teegetränk verdünnen Sie Cystus-Sud am besten mit heißem Wasser und verfeinern das Ganze mit Zitrone und Naturhonig.

Anleitung zum Kochen von Cystus-Tee und Cystus-Sud

Cystus-Tee

Cystus-Tee kocht man ähnlich wie schwarzen Tee. Übergießen Sie das Teekraut einfach mit kochendem Wasser und lassen Sie den Tee ungefähr fünf Minuten ziehen.

Tipp: Cystus-Tee schmeckt besonders gut, wenn Sie ihn mit Zitrone und Honig verfeinern.

Cystus-Sud

Geben Sie eine Hand voll Cystus-Teekraut (ca. 10 g) in einen Kochtopf, gießen Sie ½ bis 1 Liter Wasser darüber, erhitzen Sie das Ganze und lassen es fünf Minuten lang „köcheln".

Anwendung von Cystus-Creme

Am besten tragen Sie morgens und abends nach dem Waschen mit Cystus-Sud die Creme auf die betroffenen Hautpartien auf. Die Cystus-Creme enthält keinerlei Konservierungsstoffe. Sie kann bei Bedarf auch öfters aufgetragen werden. Ihr Duft ist angenehm und erinnert ein wenig an Rosen.

Wo Sie Cystus als Tee, Sud und Creme kaufen können

Alle Cystus-Produkte, Tee, Sud und Creme, bekommen Sie in Apotheken. Hersteller ist die Firma Naturprodukte Dr. Pandalis in Glandorf. Die Preise für die einzelnen Produkte liegen zwischen 20 und 30 DM.

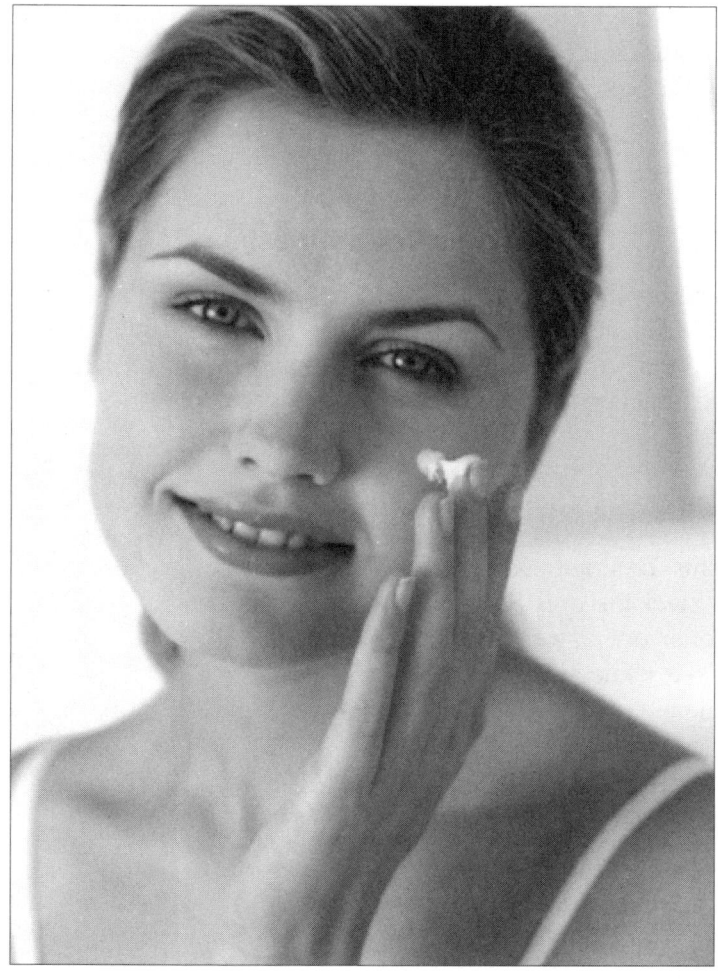

Cystuscreme wirkt gegen Hautunreinheiten

Rezepte für Cystus-Drinks
und Cystus-Teespezialitäten

Cystus-Tee-Grundrezept

Als Grundrezept verwendet man eine Hand voll (ca. 10 g)
Cystus-Teekraut auf 1 l Wasser.

Mit kochendem Wasser überbrühen und – je nach Geschmack – zwei bis fünf Minuten ziehen lassen.

Cystus-Tee ostfriesisch

Ein bis zwei Teelöffel Zucker oder Honig oder ein bis zwei Stük-
ke Würfelzucker mit heißem Cystus-Tee übergießen. 1 EL flüs-
sige Sahne ringförmig auf den Tee gießen. Wenn es echt ostfrie-
sisch zugehen soll, den Tee nicht umrühren!

Cystus-Tee erfrischend

Cystus-Teekraut zusammen
mit zwei bis drei Stängeln
frischer oder zwei bis drei
TL getrockneter Minze auf-
brühen.

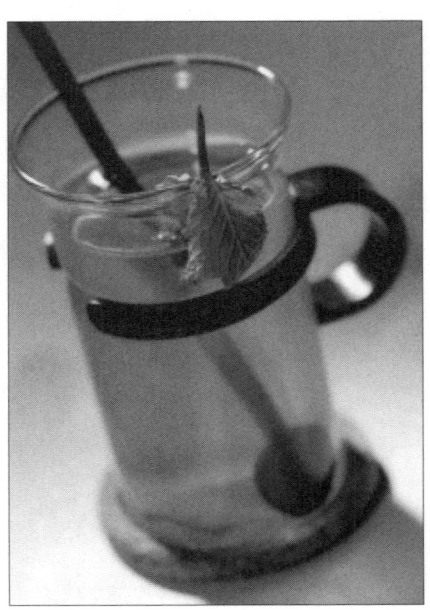

Cystus-Tee lieblich

Cystus-Teekraut zusammen
mit frischen oder getrock-
neten Lindenblüten aufbrü-
hen.

Cystus-Tee fruchtig

Cystus-Tee mit heißem Traubensaft oder heißem Kirschsaft mischen.

Cystus-Eistee

Kräftigen, frisch aufgebrühten Cystus-Tee sofort in eine mit Eiswürfeln gefüllte Kanne gießen und abkühlen lassen.

Den Saft einer unbehandelten Zitrone und Honig oder Rohrzucker nach Geschmack hinzufügen.

Sommertraum-Eistee
(für zwei Longdrinkgläser)

300 ml Cystus-Eistee (ohne Zutaten) mit 50 ml Sanddornsaft und 150 ml Johannisbeersaft vermischen. Honig nach Geschmack hinzufügen und gut umrühren. Zum Servieren ein bis zwei Eiswürfel in jedes Glas geben und mit der Teemischung auffüllen. Mit je einem Zweig Johannisbeeren und Melisse oder Minze garnieren.

Tee-Shake
(für zwei Longdrinkgläser)

300 ml Cystus-Eistee, zwei Kugeln Vanilleeis, zwei EL Sahne und ein TL Bourbon-Vanillezucker mit dem Pürierstab pürieren; sofort in Gläser füllen und mit Schokoraspeln garnieren. Wenn Sie den Tee lieber noch süßer mögen, lösen Sie 1 TL Honig in dem Cystus-Tee auf, am besten solange der Tee noch heiß ist.

Cystus-Sportlerdrink
(für zwei Longdrinkgläser)

¼ l kalten Cystus-Tee, (zwei Minuten gezogen) mit 100 ml Birnensaft mischen; ½ TL Honig, eine Prise Vollmeersalz und 150 ml Mineralwasser verrühren; am besten sofort servieren.

Cystus-Winterpunsch

Gut 600 ml Cystus-Tee mit 2 TL Honig süßen; mit dem Saft einer Zitrone und vier unbehandelter Orangen mischen; zwei Gewürznelken, eine Zimtstange, einen Sternanis und 0,7 l roten Traubensaft oder Rotwein in einem Topf erhitzen – nicht kochen! – und zehn Minuten ziehen lassen; anschließend die Gewürze entfernen; nach Belieben eventuell noch 4 cl braunen Rum zufügen.

Cystus-Gewürztee – wärmt an kalten Tagen
(für zwei Teegläser)

Gut 200 ml Wasser mit einer halben Zimtstange, 1 TL Kardamomsamen, zwei Gewürznelken und einer Messerspitze Ingwerpulver in einem Topf aufkochen; zehn Minuten lang zugedeckt köcheln lassen; anschließend einen EL Honig einrühren und auflösen; 200 ml Milch dazu gießen und das Ganze noch einmal aufkochen lassen; zwei Teelöffel Cystus-Teekraut damit überbrühen; zwei bis drei Minuten ziehen lassen; dann durch ein Teesieb in die Gläser abseihen und sofort servieren.

Zum Nachtisch: Cystus-Teeparfait

2 TL Cystuskraut mit 40 ml kochendem Wasser überbrühen; 4 Minuten ziehen lassen.

Ein Wasserbad vorbereiten, d.h. einen Topf zur Hälfte mit Wasser füllen und aufkochen; einen zweiten Topf mit Eiswasser füllen; eine passende Edelstahlschüssel bereithalten.

4 frische Eigelb mit 2 EL Rohrzucker oder Honig und 1 EL Butter im heißen Wasserbad mit einem Schneebesen oder Handrührgerät rühren, bis die Masse dicklich ist; im kalten Wasserbad weiter schlagen; den Tee, 1 EL Zitronensaft und – nach Belieben – 1 TL Teelikör oder Rum unterrühren. Wenn die Mas-

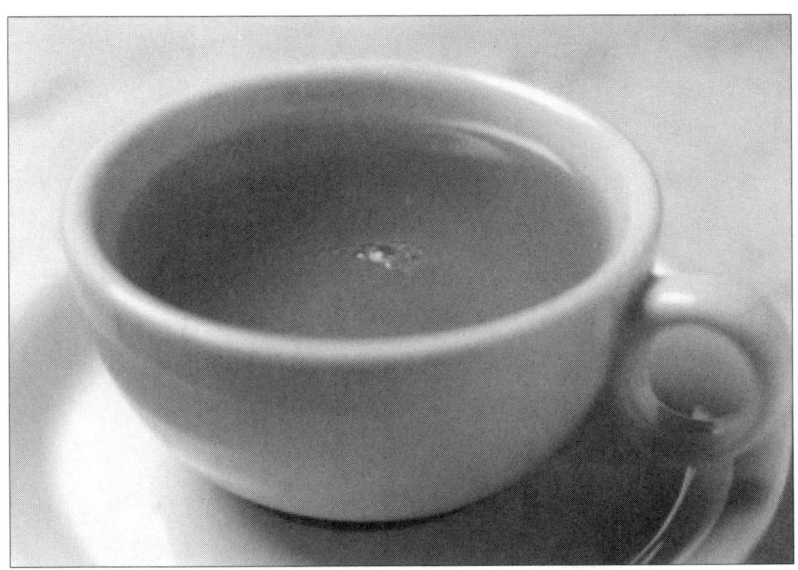

se abgekühlt ist, 200 g steif geschlagene Sahne unterziehen; in kältefeste Förmchen füllen und für 3 bis 4 Stunden ins Tiefkühlfach stellen; zum Servieren die Förmchen in heißes Wasser tauchen; das Ganze nach Belieben mit Sahnetupfen oder mit Früchten garnieren.

Wenn es schnell gehen soll ...
Alternative für Eilige

Wenn es beim Zubereiten von Cystus-Getränken schneller gehen soll, können Sie als Alternative für die hier wiedergegebenen Teerezepte fertigen Cystus-Sud aus der Apotheke mit der auf der Packung angegebenen Menge Wasser vermischen.

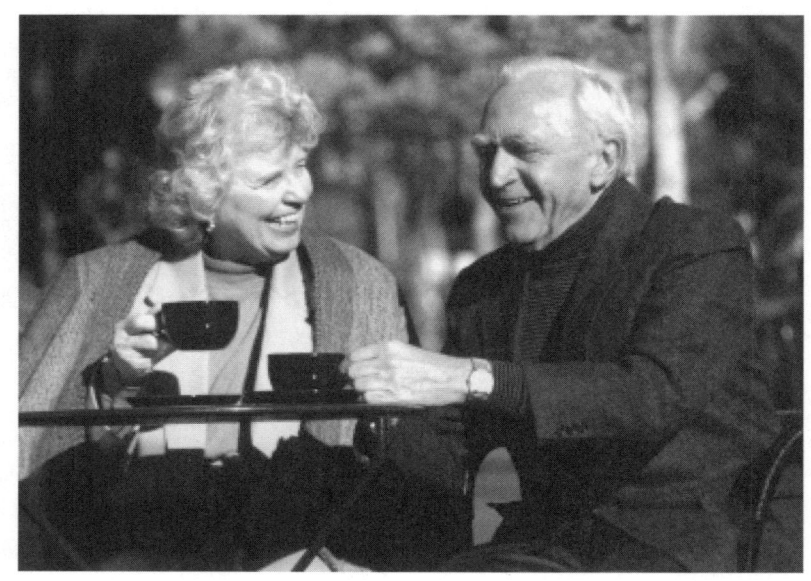

Der tägliche Cystus-Trunk: ein Ritual heiterer Gelassenheit,
gerade für die reiferen Jahre

Heilungsbeispiele

Bei den in diesem Kapitel wiedergegebenen Heilungsbeispielen handelt es sich teilweise um Berichte von *Professor Dr. Dr. Wiese* aus seiner praktischen Arbeit als Kinderarzt in Hamm und von *Dr. Vinzenz Nowak* aus Bad Iburg aus seiner Tätigkeit als Facharzt für Allgemeinmedizin und als Badearzt. Weitere Heilungsbeispiele haben wir in unserem *Arbeitskreis: gesund leben* im Rahmen einer Testreihe mit Cystus gesammelt.

Die hier wiedergegebenen Beispiele erheben nicht den Anspruch, strengsten wissenschaftlichen Ansprüchen zu genügen. Es handelt sich nicht um Doppelblindstudien. Und auf Grund ihrer verhältnismäßig geringen Zahl lassen sie keine repräsentativen Aussagen zu. Dennoch bieten diese Beispiele deutliche Vorteile gegenüber jedem statistischen Zahlenmaterial. Denn sie berichten von Menschenschicksalen, von oftmals langjährigen Leiden Erwachsener, Kinder und manchmal sogar von Säuglingen, die seit ihren ersten Lebenstagen den Zustand von Schmerzfreiheit wahrscheinlich kaum je gekannt haben – bis ihnen ein einfaches Volksheilmittel aus Griechenland Hilfe in ihrer verzweifelten Situation brachte. Erst von diesem Zeitpunkt an erlebten manche dieser kleinen Patienten zum ersten Mal, dass Leben nicht mit ständigen Schmerzen und unerträglichem Juckreiz verbunden sein muss.

Solche Beispiele sind im Grunde viel wichtiger als jede randomisierte Doppelblindstudie[19]. Die nach der traditionellen chinesischen Medizin arbeitenden Ärzte in China begreifen ohnehin nicht den Sinn solcher in der westlichen Forschung üblichen

---

[19] Bei randomisierten Doppelblindstudien teilt man die Versuchspersonen nach dem Zufallsprinzip in verschiedene Gruppen ein. Einer der Gruppen verabreicht man das Heilmittel, dessen Wirkung untersucht werden soll. Eine Kontrollgruppe erhält dagegen nur ein äußerlich gleich aussehendes Placebo. Nicht einmal der Versuchsleiter weiß, welche Gruppe das richtige Mittel bekommt und welche die Placebo-Gruppe ist. Auf diese Weise will man verhindern, dass der Versuchsleiter – bewusst oder unbewusst – das Ergebnis beeinflusst.

Studien. Sie fragen: Warum untersucht Ihr etwas, was doch jeder in der Behandlung sehen kann? Aber noch eine weitere Frage stellt sich: Wie lässt es sich verantworten, Kranke mit Placebos abzufertigen, ihnen ein wirksames Heilmittel vorzuenthalten, sie in eine unbehandelt bleibende Kontrollgruppe einzuordnen, ihnen damit wirksame Hilfe zu verweigern, nur um wissenschaftlich verwertbare Aussagen zu bekommen? Zwar sichern die Versuchsleiter sich gegen mögliche strafrechtlichen Folgen ab, indem sie sich Einverständniserklärungen der Versuchsteilnehmer unterschreiben lassen. Aber was unterschreiben Kranke nicht alles, wenn sie irgendwo einen Funken Hoffnung sehen!

> Alle Wissenschaft und noch so hoch entwickelte Experimentierkunst reicht nicht zur Bewältigung von Problemen aus, die die Pflanze gleichsam spielend löst. Das soll keine Herabsetzung wissenschaftlicher Erfolge sein, sondern ein einfacher Hinweis darauf, dass in der Pflanze Kräfte wirken, die menschliche Kunst nicht zu ersetzen vermag, dass in ihr schöpferische Geheimnisse verborgen sind, die auch der Wissenschaft verborgen bleiben.
>
> Prof. Dr. H. Meierhofer

Die meisten der hier wiedergegebenen Heilungsberichte liegen schriftlich vor. Namen und persönliche Daten sind aus Gründen des Persönlichkeitsschutzes verändert worden.

Eitrige Mandelentzündung (Angina tonsillaris) bei bereits vorher bestehender Neurodermitis, allergischem Asthma bronchiale und hyperkinetischem Syndrom (gesteigertem Bewegungsdrang, Zappelphilipp-Syndrom)

Der zehnjährige Erik klagt über starke Halsschmerzen und Schluckbeschwerden. Sein Hausarzt stellt eine eitrige Mandelentzündung (Angina tonsillaris) fest. Erik ist bei ihm seit Jahren in Behandlung. Er leidet unter allergisch bedingtem Asthma, unter Neurodermitis und übermäßigem Bewegungsdrang (hyperkinetisches Syndrom). Er kann praktisch kaum einen Augenblick still sitzen, auch nicht in der Praxis des Arztes.

Die Dauerbehandlung durch den Hausarzt erfolgt mit Cromoglycin-Spray. (Das ist ein rezeptpflichtiges Präparat, welches in erster Linie vorbeugend gegen Asthma angewandt wird. Mögliche Nebenwirkungen sind Herzklopfen, Unruhe und Fingerzittern.)

Als akute Therapie gegen die Mandelentzündung verordnete der behandelnde Arzt dem Jungen, mehrmals täglich mit einem Sud aus Cystus zu gurgeln.

Nach zwei Tagen verschwanden die Eiterstippen auf den Mandeln und das Fieber. Vier Tage nach Beginn der Behandlung bestanden keinerlei Krankheitssymptome mehr.

Nach 20 Tagen kehrten die Krankheitssymptome noch einmal zurück bzw. es trat ein Neuinfekt mit den gleichen Symptomen auf. Die Therapie erfolgte wieder durch Gurgeln mit Cystus-Sud mit dem Ergebnis, dass die Beschwerden innerhalb weniger Tage abklangen.

Seit sechs Monaten traten die Symptome nicht mehr auf. Erik ist inzwischen beschwerdefrei.

Mandelentzündung (Angina tonsillaris) bei erhöhter Neigung zu Infekten der oberen Luftwege

Der zwölfjährige Marc leidet unter Halsschmerzen. Er hat Fieber und bekommt sehr häufig Erkältungskrankheiten. Bei ihm bestehen jedoch keine dauerhaften Erkrankungen, und er nimmt auch nicht ständig Medikamente.

Die Therapie besteht in mehrmaligem täglichen Gurgeln mit Cystus-Tee. Nach drei Tagen ist der Junge gänzlich beschwerdefrei. Die vorhandenen Entzündungszeichen wie Eiterstippen, Rötung, Schwellung und Fieber sind vollständig abgeklungen. Die Krankheit flackert auch nicht wieder auf.

Eitrige Mandelentzündung (Angina tonsillaris) bei bestehender Unverträglichkeit gegen bestimmte Nahrungsmittel (Zöliakie) und gegen Penicillin, Neigung zu Durchfällen

Tom, 1½ Jahre alt, leidet unter einer eitrigen Mandelentzündung (Angina tonsillaris). Außerdem besteht bei ihm eine Zöliakie. Das ist eine schwere Verdauungsstörung, die vor allem Säuglinge und Kleinkinder betrifft. Dabei kommt es zu übel riechenden Durchfällen, in schweren Fällen auch zu Wachstumsstörungen und zur Auszehrung. Ursache ist eine Unverträglichkeit gegenüber allen Getreideprodukten. Man nimmt an, dass es sich um eine erbliche Krankheit handelt.

Da bei dem Kind außer dieser Grunderkrankung eine Unverträglichkeit gegen Penicillin besteht, erfolgt die Behandlung mit Cystus. Der Junge bekommt mehrmals täglich einen Schluck Cystus-Tee zu trinken. Außerdem verordnet der Arzt Esberitox Lutschtabletten. Tom verträgt diese Behandlung gut.

92

Nur einmal treten Verdauungsbeschwerden vorübergehend auf, nachdem er versehentlich gleich 100 ml von dem Cystus-Tee getrunken hat.

Nach drei Tagen sind die bestehenden Symptome wie Fieber, Schluckbeschwerden, Husten, Schnupfen, Eiterstippen auf den Mandeln abgeklungen. Trotz seiner bestehenden Infektneigung ist das Kind seit sechs Monaten beschwerdefrei.

Häufig wiederkehrende Rachenentzündung, Vereiterungen der Nasennebenhöhlen, Kopfschmerzen, heftiger Schnupfen, Erkältungssymptome der oberen Luftwege

Anja Mertens, 47 Jahre alt, Lehrerin, klagt über häufig wiederkehrende Erkältungssymptome. Sie leidet sehr oft unter Entzündungen des Rachens und der Nasennebenhöhlen mit teilweise starken Kopfschmerzen und heftigem Schnupfen. Frau Mertens ist äußerst empfindlich gegen Zugluft und nasskalte Witterung. Nach ihren Angaben begannen die Beschwerden nach einer Bronchitis, die mit Antibiotika behandelt wurde. Seitdem versucht sie, ihr Immunsystem mit Vitamin-Brausetabletten zu stärken, was ihr bisher aber nicht gelang.

Die genauere Untersuchung ergibt folgenden Befund: Die Nasen- und Rachenschleimhäute sind massiv gereizt, die Gaumenmandeln angeschwollen, aber nicht vereitert. Die Nasenatmung ist deutlich behindert.

Um der chronischen Rachenentzündung wirksam zu begegnen, erhält die Patientin die Empfehlung, mehrmals täglich mit einem Tee aus Cystuskraut zu gurgeln. Über den Tag verteilt soll sie außerdem fünf bis sechs Tassen Cystus-Tee trinken. Zum Abschwellen der Nasenschleimhaut empfiehlt ihr der behandelnde Heilpraktiker Inhalationen mit Kamille im Wechsel mit Meersalz. Auch spricht er mit ihr ausführlich über eine Umstellung ihres Speiseplans auf urheimische Vollwertkost, um die Abwehrkräfte ihres Körpers schnell und dauerhaft wieder aufzubauen.

Nach drei Wochen kommt die Patientin zur Kontrolle. Sie berichtet, die akuten Beschwerden seien bereits nach wenigen Tagen abgeklungen. Bis auf das Gurgeln und die Inhalationen habe sie die anderen empfohlenen Anwendungen dennoch weiter durchgeführt. Seither habe sie keinen Rückfall mehr erlitten.

Akne

Frau Signer, 27 Jahre alt, Büroangestellte, hat seit rund 13 Jahren Akne im Gesicht und am Hals im Bereich des Ausschnittes. Sie leidet sehr unter ihrer Krankheit und mag nicht ausgehen, weil sie sich schämt. Sie war bereits bei vielen Ärzten in Behandlung. Doch selbst Anwendungen mit Cortisoncremes brachten keinen länger anhaltenden Erfolg. Auch fürchtet sie sich vor den Nebenwirkungen solcher Mittel.

Frau Signer erhält die Empfehlung, dreimal täglich Gesicht und den betroffenen Halsbereich mit Cystus-Creme einzureiben und drei Tassen Cystus-Tee über den Tag verteilt zu trinken.

Nach vier Wochen berichtet Frau Signer, ihre Akneausschläge seien schon nach etwa zwei Wochen deutlich zurückgegangen, aber wieder stärker aufgetreten, als sie die Anwendungen nicht mehr regelmäßig durchgeführt habe. Seit sie den Tee aber wieder jeden Tag trinke und auch die Creme regelmäßig benutze, zeigten sich deutliche Fortschritte im Heilungsprozess ihrer Haut. Im Augenblick entstünden keine neuen Pickel mehr. Sie sei fest entschlossen, die „Cystus-Kur" weiter durchzuführen.

Hämorrhoiden

Herr Karsting, 37 Jahre alt, litt seit mehreren Jahren unter Hämorrhoiden. Er konnte oft schlecht sitzen, hatte brennende Schmerzen und litt unter unangenehmem Jucken am After. Manchmal fand sich auch Blut im Stuhl.

Die Behandlung mit unterschiedlichen Salben hatte ihm keine Erleichterung gebracht, sondern teilweise sogar zu einer Verschlimmerung seiner Beschwerden geführt.

Seine Heilpraktikerin empfahl ihm, Cystussalbe mehrmals am Tage äußerlich anzuwenden. Außerdem sollte er dreimal täglich eine Tasse Cystus-Tee trinken. Nach wenigen Tagen klangen seine Beschwerden ab. (Um Missverständnissen vorzubeugen: Das Grundleiden, die Hämorrhoiden, blieb zwar bestehen. Aber es bereitete keine Beschwerden mehr. Das allein ist schon ein bemerkenswerter Erfolg).

Wiederkehrende Stirnhöhlen- und Kieferhöhlenvereiterungen; Blähbauch; Pilzerkrankung des Darms

Herr Berning, 49 Jahre alt, Büroangestellter, litt seit vielen Jahren immer wieder unter Kieferhöhlenvereiterungen, die sich oftmals auf die Stirnhöhle ausbreiteten. Anfangs traten diese Erkrankungen nur während der Wintermonate auf. Doch die Abstände zwischen den einzelnen Nebenhöhlenerkrankungen verkürzten sich immer mehr. Oft erkrankte Herr Berning inzwischen auch während der Sommermonate. Er litt unter starken Kopfschmerzen und hatte Fieber.

Die behandelnde HNO-Ärztin brachte durch den Einsatz von Antibiotika die Krankheitserscheinungen zwar zum Abklingen. Doch die Krankheit trat inzwischen in Abständen von nur wenigen Wochen immer wieder auf. Manchmal schien es, als ob sie zwischendurch überhaupt nicht mehr vollständig abklingen würde. Die Ärztin kündigte ihm an, auf die Dauer müssten seine Kieferhöhlen wohl operiert werden.

Herr Berning fühlte sich auch allgemein immer schlechter, selbst in den Zeiten, in denen die Nebenhöhlenbeschwerden nicht akut auftraten. Er ermüdete schnell. Seine Beine waren schwer. Er vertrug das Essen nicht mehr gut. Sein Bauch fühlte sich oft wie von Gas aufgebläht an.

Mit diesem Beschwerdebild ging Herr Berning zu einem Heilpraktiker. Die Untersuchung einer Stuhlprobe ergab, dass die Darmflora durch Pilzbefall gestört war. Der Patient erhielt Präparate zum Aufbau der Darmflora. Zur Entgiftung und Heilung trank er dreimal täglich eine Tasse Cystus-Tee. Außerdem stellte er seine Ernährung auf Frischkost um und schränkte den Zucker- und Fleischverzehr stark ein.

Eine Kontrolluntersuchung nach sechs Monaten ergab, dass die Darmflora sich vollständig normalisiert hatte. Herr Berning fühlte sich frischer. Die Blähungen und Ermüdungserscheinungen klangen ab. Die lästigen Nebenhöhlenvereiterungen verschwanden vollständig. „Ab und zu hab' ich mal Schnupfen. Der löst bei mir jedes Mal Panik aus, weil ich denke, es geht jetzt wieder los. Aber dann", so berichtet Herr Berning, „ist nach einer Woche der ganze Spuk vorbei – ohne Nebenhöhlenvereiterungen und ohne Komplikationen."

Unreine Haut, Faltenbildung im Gesicht

Ursula Brescher, 37 Jahre alt, ist Inhaberin eines Frisiersalons: „Ein Stressjob", wie sie sagt, „aber ich liebe meinen Beruf und lege großen Wert auf meine äußere Erscheinung. Nur so kann ich meine Kundinnen überzeugen, dass sie bei mir gut aufgehoben sind." Umso mehr litt Frau Brescher unter den Hautunreinheiten, die ihr in den letzten Jahren zunehmend zu schaffen machten. Zuerst glaubte sie, es liege an der Pille, und setzte sie ab. Doch die Hautunreinheiten im Gesicht blieben. Auch allerlei Cosmetic-Cremes brachten keinerlei Hilfe. Einige von ihnen schienen das Problem sogar eher zu verstärken.

Von einer Bekannten erhielt sie den Tipp, es doch einmal mit Cystus-Creme zu versuchen. Sie selbst habe damit gute Erfahrungen gemacht.

Schon nach wenigen Wochen verschwanden die Hautunreinheiten. Die Haut insgesamt wurde glatter und wirkte frischer. Die Faltenbildung im Gesicht ging zurück. Diese positiven Veränderungen fielen so stark auf, dass eine Freundin sie fragte: „Sag mal, bist du verliebt, oder was ist mit dir? Du siehst irgendwie jünger aus!"

Windeldermatitis, wiederholtes Wundsein bei einem Säugling

Frau Susanne Karbold berichtet: „Unser Kind war in den ersten Lebensmonaten ständig wund, obwohl ich die Windeln häufig wechselte. Seine Haut schien sehr empfindlich zu sein. Ob dabei eine Allergie eine Rolle spielt, konnte mir die Kinderärztin nicht sagen. Alle Cremes, die ich probierte, nutzten nichts. Schließlich empfahl mir eine Bekannte, deren Kind unter Neurodermitis leidet, es mit Cystus-Creme zu versuchen. Sie gab mir eine angebrochene Dose aus ihrer Hausapotheke und sagte, die solle ich unbedingt versuchen. Bei ihrem Kind habe sie sehr guten Erfolg damit.

Ich probierte die Creme aus und schon nach wenigen Tagen war unser Kind nicht mehr wund. Es schrie weniger, schlief ruhiger und entwickelte sich von da an prächtig."

Entgiftung während einer Fastenkur

Frau Beate Enniger berichtet: „Einmal im Jahr, meist in der Zeit vor Ostern, faste ich ungefähr zwei Wochen lang, um den Körper zu reinigen und den Winterspeck abzulegen. In der ersten Woche geht es mir dabei meist nicht gut. Ich fühle mich schlapp, habe Kopfschmerzen, schwitze schon bei geringer Anstrengung. Ich führe diesen Zustand darauf zurück, dass mein Körper mit dem Ausscheiden alter Gifte zu tun hat. Lange habe ich darüber nachgedacht, wie ich ihm diese Arbeit erleichtern könnte. Meine Heilpraktikerin empfahl mir, während des Fastens Cystus-Tee zu trinken. Seit ich das tue, fühle ich mich während des Fastens von Anfang an wohl. Deshalb habe ich das Cystus-Tee-Trinken in diesem Jahr auch nach dem Ende meiner Fastenkur weiter beibehalten. Und ich muss sagen, dass es mir seitdem gesundheitlich sehr gut geht.“

Arterienverkalkung, hohe Blutfettwerte, Gedächtnis- und Konzentrationsstörungen

Herr Maasberg, 71 Jahre alt, Rentner, leidet unter Arterienverkalkung. Seine Gedächtnisleistungen lassen in letzter Zeit stark nach. Auch fällt es ihm oft schwer, sich im Gespräch zu konzentrieren. Bei sämtlichen Kontrolluntersuchungen der vergangenen Jahre lagen seine Blutfettwerte deutlich zu hoch. Auf Anraten seines Heilpraktikers hat Herr Maasberg seine Ernährung stark auf pflanzliche Frischkost umgestellt. Außerdem trinkt er regelmäßig jeden Tag dreimal eine Tasse Cystus-Tee.

Nach drei Monaten ergab die erste Blutuntersuchung weit niedrigere Blutfettwerte als bisher. Herr Maasberg berichtet, dass er sich geistig und körperlich leistungsfähiger fühle.

Schmerzen in den Zehengelenken beider Füße, zu hohe Harnsäurewerte im Blut

Frau Elskamp, 65 Jahre alt, Hausfrau, leidet seit längerem unter Schmerzen in den Zehengelenken beider Füße, die sie vor allem beim Gehen hindern. Ihr Hausarzt hat ihr Diclofenac verordnet. Als sie las, dass dieses Mittel Kopfschmerzen, Magen- und Darmstörungen, zentralnervöse Störungen wie zum Beispiel Schwindel und Sehstörungen verursachen kann, warf sie das Medikament in den Sondermüll. Ihr Heilpraktiker riet ihr, ihre Ernährung auf fleischlose Frischkost umzustellen und täglich zwei bis drei Liter Wasser sowie drei Tassen Cystus-Tee zum Entgiften ihres Körpers zu trinken.

Nach drei Monaten waren die Schmerzen verschwunden. Eine Blutuntersuchung nach sechs Monaten ergab, dass auch die Harnsäurewerte wieder im normalen Bereich lagen.

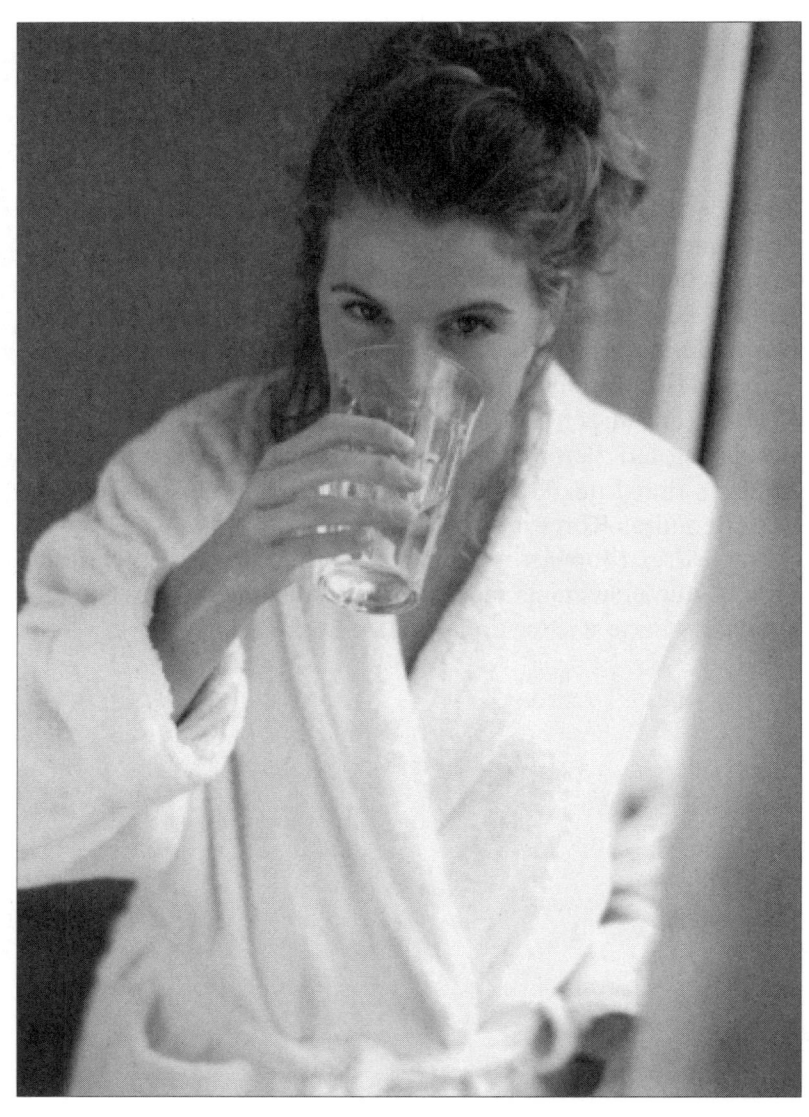

Ein Tag, der mit Cystus beginnt,
kann nur gut enden!

Stichwortverzeichnis

A

102

H

I

O

P

Q

R

S

Z

Literatur

Becker, Robert O.: Der Funke des Lebens – Elektrizität und Lebensenergie. Der Einfluss elektrischer Ströme und elektromagnetischer Felder auf den menschlichen Körper – die Chancen der Energiemedizin und die Gefahren der elektromagnetischen Umweltverschmutzung, 2. Auflage, Bern, München, Wien 1991
Berendes, Julius: Des Pedanios Dioskurides aus Anarabos Arzneimittellehre in fünf Büchern, übersetzt und mit Erläuterungen versehen von Julius Berendes, Buch 1, Stuttgart 1902
Braun von Gladiss, Karl-Heinz: Ganzheitliche Medizin in der ärztlichen Praxis, Südergellersen 1991
Budke, Annette/Wolf, Sigrid/Hoppe, Willi/Heymann, Eberhard: Cytostatische Wirkung einiger selten genutzter Nahrungspflanzen auf Mammacarcinomzellen in Kultur, Studie an der Universität Osnabrück o.J.
Frederich, B.: Neurodermitis, ein Fall für die systemische Familientherapie? In: Gesundes Leben, Heft 5/1997, S. 26-31
Gumpert, M.: Hahnemann, die abenteuerlichen Schicksale eines ärztlichen Rebellen und seiner Lehre, der Homöopathie, Berlin 1934
Haehl, R.: Samuel Hahnemann, sein Leben und sein Schaffen, 2 Bde., Leipzig 1922
Hahnemann, Samuel: Reine Arzneimittellehre, Teil 1-6, 2. Auflage, Teil 1-6, Dresden und Leipzig 1822-1827, 3. Auflage, Teil 1 und 2, Dresden und Leipzig 1830-1833
Harnisch, Günter: Die Ölzieh-Therapie – Eine ungewöhnlich wirksame Naturheilmethode zur Selbstbehandlung, Bietigheim 2000
Harnisch, Günter: Kombucha – geballte Heilkraft aus der Natur, 3. Auflage, Bietigheim-Bissingen 1996
Harnisch, Günter: Orte der Kraft entdecken und selbst gestalten, München 1999
Heideklang, Christine: Mykosen, – Ursachen und natürliche Behandlung von Pilzerkrankungen, München 1995

Konz, Franz: Der große Gesundheits-Konz, 4. Auflage, München 1999

Markus, Harold H./Finck, Hans: Candida, der entfesselte Hefepilz. Die versteckte Massenkrankheit und ihre Heilung, 3. Auflage, München 1996

Petereit, Frank: Polyphenolische Inhaltsstoffe und Untersuchungen zur entzündungshemmenden Aktivität der traditionellen Arzneipflanze Cistus incanus L. (Cistaceae), Dissertation an der Universität Münster 1992

Richter, Thomas: Auf den Spuren der traditionellen europäischen Pflanzenmedizin, Zeitschrift für Phytotherapie 1/2000

Richter, Thomas: Phytotherapeutische Spurensuche in Griechenland, in: Zeitschrift für Phytotherapie, 20/1999, 288

Ritter, H.: Samuel Hahnemann – Sein Leben und Werk in neuer Sicht, Heidelberg 1974

Sheldrake, Rupert: Das Gedächtnis der Natur. Das Geheimnis der Entstehung der Formen in der Natur, Bern, München, Wien 1992

Sheldrake, Rupert: Der siebte Sinn der Tiere. Warum eine Katze weiß, wann Sie nach Hause kommen, und andere bisher unerklärte Fähigkeiten der Tiere, Bern, München, Wien 1999

Sheldrake, Rupert: Sieben Experimente, die die Welt verändern könnten. Anstiftung zur Revolutionierung des wissenschaftlichen Denkens, 4. Auflage, Bern, München, Wien 1995

Vogt, Hermann-J.: Neurodermitis – Mit adäquater Therapie zur Symptomfreiheit, in: Deutsche Apotheker Zeitung Nr. 51/52 v. 21.12.1995, S. 21-24

Wiese, G.: Neurodermitisbehandlung mit Cystus-Teekraut, in: Naturheilpraxis, 49. Jahrgang, Nr. 7/1996, S. 1069-1071

Wölbling, Rainer H.: Prüfung der pflegerischen Eigenschaften von Cistus-incanus-Extrakt bei unreiner Haut, Studie an der Johann-Wilhelm-Ritter-Klinik, Fachklinik für Hauterkrankungen, Bad Rothenfelde 1993

Weitere Werke von Dr. Günter Harnisch

Das Ölziehen ist ein altes ukrainisches Volksheilmittel. Durch einen Artikel in der Zeitschrift Natur & Medizin verbreitete sich das Wissen über das Mundspülen mit Sonnenblumenöl und den Erfolg dieser Heilmethode in Windeseile. Das Buch berichtet alles Wissenswerte über das Ölziehen.

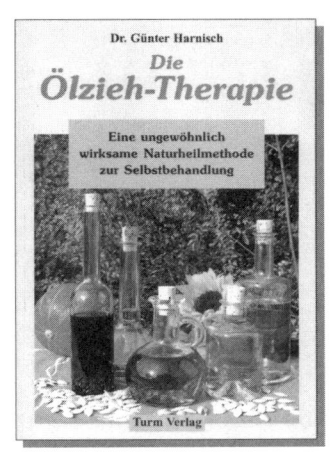

136 Seiten, kartoniert,
ISBN 3-7999-0261-9

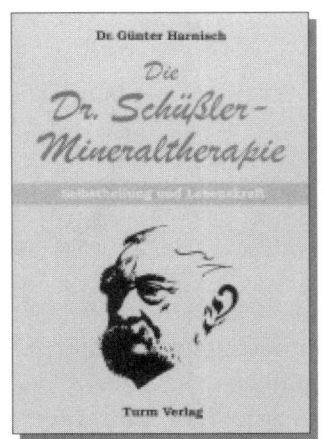

Die Dr. Schüßler-Mineraltherapie arbeitet mit Mineralen, die im Organismus der Pflanzen, Tiere und Menschen in äußerst geringen Mengen vorkommen. Die Heileigenschaft der Schüßlersalze liegt in der zellentgiftenden und zellaufbauenden Wirkung. Die Mineraltherapie ist äußerst wirksam und zugleich einfach anzuwenden. Anhand des Buchs kann das richtige Mineral problemlos ermittelt werden.

160 Seiten, kartoniert,
ISBN 3-7999-0240-6

Turm Verlag • Hindenburgstrasse 5 • D-74321 Bietigheim
Telefon 0 71 42 / 94 08 43 • Telefax 0 71 42 / 94 08 44

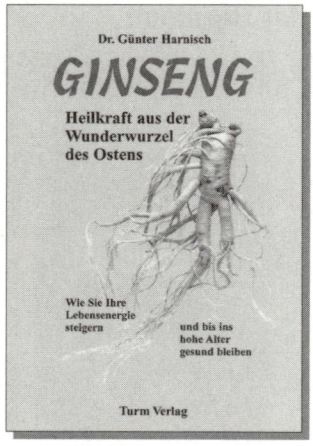

Zahlreiche Forschungsergebnisse belegen die vitalisierende Kraft der Ginsengwurzel. Dieses Buch enthält Heilungsberichte, Forschungsergebnisse und gibt konkrete Tips, wie die Heilwurzel am besten wirkt.

144 Seiten, kartoniert,
ISBN 3-7999-0253-8

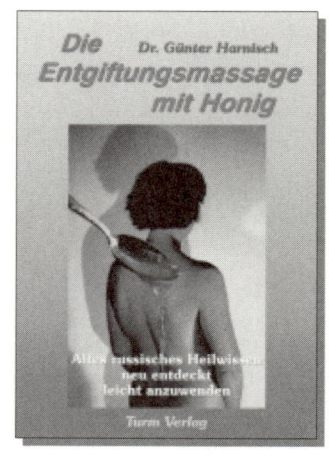

Die Entgiftungsmassage mit Honig ist ein Volksheilmittel ersten Ranges, das äußerst wirksam gegen vielerlei Krankheiten hilft, sich aber ebenso zur Revitalisierung und zum Beheben von Schwächezuständen eignet.

88 Seiten, kartoniert,
ISBN 3-7999-0262-7

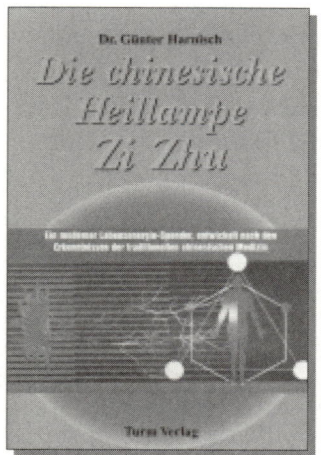

Zi Zhu – zu deutsch „Hilf dir selbst" – ist ein Energiestrahler, bei dem die Heilschwingungen einer Spezialtonplatte auf den Körper übertragen werden. Günter Harnisch beschreibt alles Wissenswerte über die Heilwirkung und Anwendung des Energiestrahlers.

176 Seiten, kartoniert,
ISBN 3-7999-0250-3

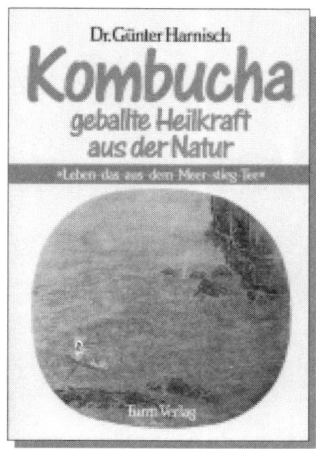

Der Kombucha-Teepilz ist ein seit zweitausend Jahren in Ostasien verwendetes Naturheilmittel und wird bei zahlreichen Krankheiten heilend und revitalisierend eingesetzt. Das Buch beschreibt alles Wissenswerte über Kombucha, vor allem, wie der Leser das Teepilzgetränk selbst herstellen kann.

160 Seiten, kartoniert,
ISBN 3-7999-0230-9

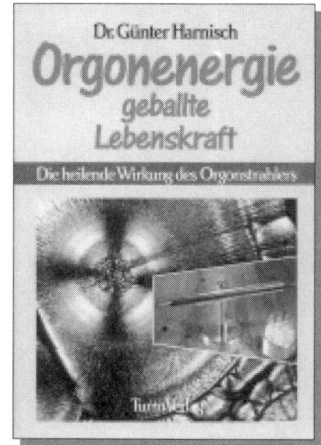

Die meisten Menschen haben heute verlernt, kosmische Lebenskraft, die Orgonenergie, in ihren Körper aufzunehmen. Dieses Buch beschreibt die Wirkungsweise der Orgonenergie sowie des Orgonstrahlers und erläutert die Funktionsweise des Orgongerätes.

164 Seiten, kartoniert,
ISBN 3-7999-0233-3